ここが知りたかった

薬局で気づく
疾患シグナル
見分け方とつなぎ方

監修 石橋幸滋　編集 坂口眞弓

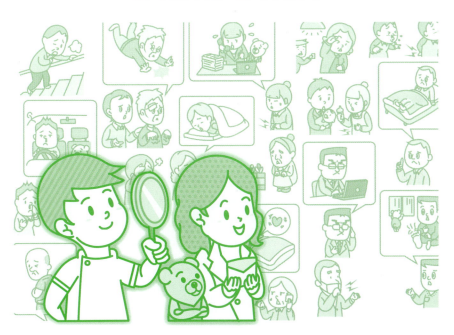

南江堂

監　修

石橋幸滋　　いしばし　ゆきしげ　　実幸会 石橋クリニック

編　集

坂口眞弓　　さかぐち　まゆみ　　株式会社ファーメスティ みどり薬局

執筆者 （執筆順）

川末　真理	かわすえ　まり	MiK株式会社 ひまわり薬局弘大病院前
柴田　淑子	しばた　よしこ	有限会社よつ葉堂 よつ葉薬局
久保田洋子	くぼた　ようこ	日本薬科大学
黒田　雅子	くろだ　まさこ	有限会社黒田薬局
竹内あずさ	たけうち　あずさ	ベガファーマ株式会社 くるみ薬局
圓藤　孝子	えんどう　たかこ	株式会社ファーコス ファーコス薬局新宿
中島　美紀	なかしま　みき	有限会社キムラ薬局
押切　康子	おしきり　やすこ	みよの台薬局グループ株式会社 御代の台薬局 品川二葉店
小見川香代子	おみがわ　かよこ	株式会社アップルケアネット アップル薬局
門下　鉄也	かどした　てつや	株式会社クスリのマルエ マルエ薬局東店
栁　　直樹	やなぎ　なおき	有限会社薬園堂薬局
七嶋　和孝	ななしま　かずたか	有限会社ななしま薬局
松田　宗之	まつだ　むねゆき	イオンリテール株式会社 イオン薬局イオンスタイル新小松
田中みずき	たなか　みずき	東京大学医学部附属病院薬剤部
田中　雪葉	たなか　ゆきは	株式会社ファーメスティ みどり薬局
山岡　和幸	やまおか　かずゆき	前橋北病院薬局
下原　修治	しもはら　しゅうじ	株式会社ファーマダイワ 阿蘇りんどう薬局
鈴木　秀明	すずき　ひであき	有限会社弘法薬局 あんず薬局昭和
町田　尚紀	まちだ　なおき	ドラッグストア勤務
髙橋　直子	たかはし　なおこ	立命館大学薬学部／株式会社フューチャーメディック
鈴木　邦子	すずき　くにこ	有限会社綾部ファーマシー 綾部薬局
坂口　眞弓	さかぐち　まゆみ	株式会社ファーメスティ みどり薬局

監修の序

　医薬分業が進み，全国の医薬分業率が約7割という時代になりましたが，本来的に医薬分業が進んでいるかというと，ただ単に医師から処方箋をもらい，それに従って調剤し，その薬を患者に渡すだけの機械でもできる仕事をしている薬剤師が少なくありません．これでは，AIが薬剤師に取って代わる時代もそう遠からずやってきます．

　しかし，地域で働く薬剤師の役割は決してそれだけではなく，「医師のパートナーとしての役割」，「健康コーディネーターとしての役割」，「地域医療の担い手としての役割」などさまざまな役割があります．

　特に「医師のパートナーとしての役割」には，

1) チェッカー：処方内容・副作用・合併症・相互作用・服薬状況などをチェックして，医師や患者にフィードバックする．
2) アドバイザー：薬の味・剤形・ジェネリック・服薬方法・服薬時間などを，医師や患者にアドバイスする．
3) エデュケーター：患者へ服薬指導，インスリン注射指導を行う．
4) サポーター：患者の声を医師に届けるなど患者の立場に立った支援を行う．

などがあり，これらの役割を果たすことができる薬剤師が，これからのAI時代を勝ち抜いていける薬剤師となることは間違いありません．

　そのために，薬剤師は薬局という医療現場で，薬剤師という医療者が，医療チームの一員として何ができるか，何をすべきかをしっかり認識しなければなりません．ただ単に調剤して服薬指導するのではなく，医師の処方意図を理解し，適切な指導を行うことはもちろんのこと，患者の状態を正確に把握して，必要な薬を提供したり，必要に応じてかかりつけ医や専門医に適切な情報提供を行わなければなりません．

　本書では，薬剤師が患者の発している『疾患シグナル』を認識し，適切な対処を行えるように，症例を用いてまた実際の場面を想定して解説しています．加えて，医療機関を受診しない患者に対しても，OTC医薬品を上手に活用する例と，OTC医薬品を買いにきたとしても医療機関に紹介すべき例を対比させながら丁寧に解説しています．実践的な症例を用いているので，現実的な業務に活かせるテキストになっています．ぜひ活用していただきたいと思います．

2018年3月

石橋幸滋

序　文

　超高齢社会を迎え，医療の高度化や医薬分業の進展などにより，薬局および薬剤師を取り巻く環境は大きく変化しています．

　2013年6月14日に閣議決定された日本再興戦略[1]や，2014年1月21日に厚生労働省医薬食品局総務課より公表された「薬局の求められる機能とあるべき姿」[2]で，地域に密着した健康情報の拠点としての役割が，薬局に求められました．そして，2015年9月24日に「健康サポート薬局」という新しい薬局の姿が，厚生労働省から報告[3]され，2016年10月に届け出が始まりました．

　「健康サポート薬局」とは，かかりつけ薬局の基本的な機能を備えた薬局のうち，地域住民による主体的な健康の維持・増進を積極的に支援する健康サポート機能を併せ持つ薬局です．身体的な業務として，医薬品などの安全かつ適正な使用に関する助言，健康の維持・増進に関する相談，必要に応じ適切な専門職種や関係機関に紹介することなどが挙げられています．

　薬局には，病気の方，健康に不安を感じていらっしゃる方をはじめ，おしゃべりを楽しみにきてくださる方もいらっしゃいます．さまざまな方との対応の中，『疾患シグナル』に気づくことが往々にしてあります．「最近お金を支払うときに，お札ばかりを出してお財布の中には小銭がいっぱいだけど…」「鎮痛薬を購入される頻度が多いような気がするけど…」などの『疾患シグナル』に気づいたら，適切な専門職種や関係機関につないで，早期の治療や対策を開始して欲しいと思います．

　これからの薬局・薬剤師は，医師とパートナーを組み，地域の医療チームの中で，患者に寄り添う適切な医療を提供するだけでなく，地域住民の健康の見張り番，地域の関係機関とのつなぎ役として，役割を発揮することが必要です．

　筆者の薬局の理念は，「地域住民が住み慣れた街で最期まで楽しく暮らすことを応援する」です．気軽に相談できる，『疾患シグナル』に気づける，専門職種や関係機関につなげることができる薬剤師になりたいと努力しています．

　本書では，薬局で気づく『疾患シグナル』と，その対応，薬局から関係機関への紹介状の記載方法などをまとめました．本書を活用いただき，地域で信頼される薬剤師を目指していただきたいと切に願います．

2018年3月

坂口眞弓

参考文献

1) 首相官邸:日本再興戦略—JAPAN is BACK, p.59, 2013 [http://www.kantei.go.jp/jp/singi/keizaisaisei/pdf/saikou_jpn.pdf]（2018年1月15日参照）
2) 吉山友二ほか：薬局の求められる機能とあるべき姿, 平成25年度厚生労働科学研究費補助金（医薬品・医療機器レギュラトリーサイエンス総合研究事業）薬剤師が担うチーム医療と地域医療の調査とアウトカムの評価研究, 厚生労働省医薬食品局総務課長, 薬食総発0121第1号, 2014
3) 厚生労働省：健康サポート薬局のあり方, 2015 [http://www.mhlw.go.jp/file/05-Shingikai-11121000-Iyakushokuhinkyoku-Soumuka/matome.pdf]（2018年1月15日参照）

本書の構成

本書では，架空のまちの薬局「そらの薬局」の来局者の計19個の「シグナル」を題材に，来局者とのコミュニケーションのコツ，薬局で簡単にできる疾患のチェック法，早期治療につなげる方法［医師への情報提供のコツ（紹介状の書き方），適切なOTC医薬品の選び方］を解説します．以下の3部構成になっています．

> 第Ⅰ部　関連機関につなぐ
> 第Ⅱ部　OTC医薬品につなぐ
> 第Ⅲ部　薬局が知っておくべき知識

第Ⅰ部　関連機関につなぐ

第Ⅰ部では，「そらの薬局」の来局者で受診勧奨が必要と思われたCASE 10例を取り上げています．新米薬剤師（新米　進）が来局者の症状を聴き取り，病院を紹介するまでの様子をそれぞれシナリオ形式で解説しています．

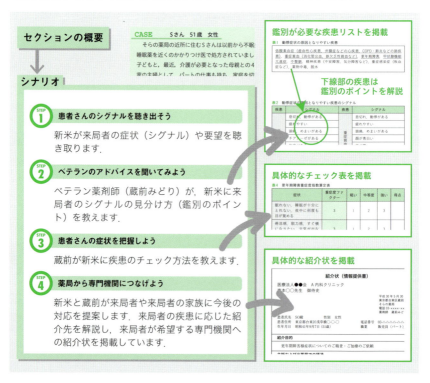

第Ⅱ部　OTC医薬品につなぐ

　第Ⅱ部では，新米がそらの薬局に訪れたお客さんからシグナルを聴き出し，そのシグナルから「OTC医薬品で対応するCASE（本章ではCASE 1）」，「受診勧奨が必要と思われたCASE（本章ではCASE 2）」を解説しています．

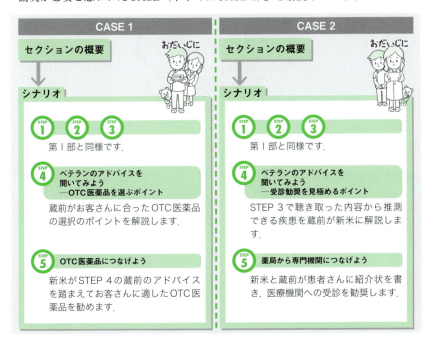

第Ⅲ部　薬局が知っておくべき知識

　第Ⅲ部では，薬剤師が知っておくべき知識として，「救急対応に必要なバイタルサイン」，「フレイル」を解説しています．また，「そらの薬局」が取り揃えているOTC医薬品のリストを掲載しています．

薬効群	品揃え製剤区分	そらの薬局該当品
1　かぜ薬（内用）	解熱鎮痛成分がイブプロフェン製剤	パブロンエース Pro 錠
		パブロンエース Pro 微粒
		エスタックイブファイン EX
		コルゲンコーワ IB 錠 TXα
	解熱鎮痛成分がアセトアミノフェン製剤	パブロン S ゴールド W 錠
		パブロン S ゴールド W 微粒

> 主な登場人物

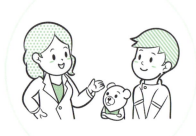

こぐま

ベテラン薬剤師
蔵前みどり（50歳台，女性）
→調剤とOTC医薬品販売併設の薬局を開局して20年．薬学部実習生を受け入れる機会も多く，指導経験豊富．

新米薬剤師
新米　進（20歳台，男性）
→大学卒業後，3年間の病院勤務を経て，「そらの薬局」へ．OTC医薬品販売に携わるようになって半年が経過したが，いまひとつ自信がもてない．

目　次

第 I 部　関連機関につなぐ

1　薬を失くしたといって度々もらいにくる ― 川末　真理　2
CASE　Mさん　78歳　女性
- Step 1　患者さんのシグナルを聴き出そう　2
- Step 2　ベテランのアドバイスを聞いてみよう　3
- Step 3　患者さんの症状を把握しよう　5
- Step 4　薬局から専門機関につなげよう　7

2　よく転ぶ ― 柴田　淑子　11
CASE　Tさん　73歳　男性
- Step 1　患者さんのシグナルを聴き出そう　11
- Step 2　ベテランのアドバイスを聞いてみよう　12
- Step 3　患者さんの症状を把握しよう　14
- Step 4　薬局から専門機関につなげよう　15

3　ものがみえづらい ― 久保田洋子　19
CASE　Yさん　71歳　女性
- Step 1　患者さんのシグナルを聴き出そう　19
- Step 2　ベテランのアドバイスを聞いてみよう　20
- Step 3　患者さんの症状を把握しよう　23
- Step 4　薬局から専門機関につなげよう　26

4　頭が痛い ― 黒田　雅子　30
CASE　Tさん　28歳　女性
- Step 1　患者さんのシグナルを聴き出そう　30
- Step 2　ベテランのアドバイスを聞いてみよう　31
- Step 3　患者さんの症状を把握しよう　32
- Step 4　薬局から専門機関につなげよう　36

5　少し歩くと息切れがする ― 竹内あずさ　41
CASE　Tさん　68歳　男性
- Step 1　患者さんのシグナルを聴き出そう　41
- Step 2　ベテランのアドバイスを聞いてみよう　42
- Step 3　患者さんの症状を把握しよう　44
- Step 4　薬局から専門機関につなげよう　45

6　肌にピリピリした痛みがある ― 圓藤　孝子　49
CASE　Bさん　60歳　女性
- Step 1　患者さんのシグナルを聴き出そう　49
- Step 2　ベテランのアドバイスを聞いてみよう　50

	Step 3	患者さんの症状を把握しよう	51
	Step 4	薬局から専門機関につなげよう	52

7 足が冷える ─────────────── 中島 美紀 55

CASE Nさん　63歳　男性

	Step 1	患者さんのシグナルを聴き出そう	55
	Step 2	ベテランのアドバイスを聞いてみよう	56
	Step 3	患者さんの症状を把握しよう	58
	Step 4	薬局から専門機関につなげよう	60

8 ドキドキする ─────────────── 押切 康子 64

CASE Sさん　51歳　女性

	Step 1	患者さんのシグナルを聴き出そう	64
	Step 2	ベテランのアドバイスを聞いてみよう	65
	Step 3	患者さんの症状を把握しよう	68
	Step 4	薬局から専門機関につなげよう	70

9 眠れない ─────────────── 小見川香代子 74

CASE Yさん　75歳　女性

	Step 1	患者さんのシグナルを聴き出そう	74
	Step 2	ベテランのアドバイスを聞いてみよう	75
	Step 3	患者さんの症状を把握しよう	77
	Step 4	薬局から専門機関につなげよう	82

10 おしっこが出ない ─────────────── 門下 鉄也 85

CASE Jさん　78歳　男性

	Step 1	患者さんのシグナルを聴き出そう	85
	Step 2	ベテランのアドバイスを聞いてみよう	86
	Step 3	患者さんの症状を把握しよう	89
	Step 4	薬局から専門機関につなげよう	92

第Ⅱ部　OTC医薬品につなぐ

1 胃が痛い ─────────────── 柳 直樹 96

CASE 1 Nさん　27歳　女性

	Step 1	お客さんのシグナルを聴き出そう	96
	Step 2	ベテランのアドバイスを聞いてみよう①─鑑別のポイント	97
	Step 3	お客さんの症状を把握しよう	100
	Step 4	ベテランのアドバイスを聞いてみよう② 　　─OTC医薬品を選ぶポイント	100
	Step 5	OTC医薬品につなげよう	102

CASE 2　Yさん　52歳　男性
- Step 1　お客さんのシグナルを聴き出そう ……………………………… 104
- Step 2　ベテランのアドバイスを聞いてみよう①―鑑別のポイント ……… 105
- Step 3　お客さんの症状を把握しよう ……………………………… 107
- Step 4　ベテランのアドバイスを聞いてみよう②
　　　　　―受診勧奨を見極めるポイント ……………………………… 108
- Step 5　薬局から専門機関につなげよう ……………………………… 108

2　便　秘　――――――――――――――――――――― 七嶋　和孝　111

CASE 1　Kさん　83歳　男性
- Step 1　お客さんのシグナルを聴き出そう ……………………………… 111
- Step 2　ベテランのアドバイスを聞いてみよう①―鑑別のポイント ……… 112
- Step 3　お客さんの症状を把握しよう ……………………………… 115
- Step 4　ベテランのアドバイスを聞いてみよう②
　　　　　―OTC医薬品を選ぶポイント ……………………………… 116
- Step 5　OTC医薬品につなげよう ……………………………… 116

CASE 2　Oさん　78歳　男性
- Step 1　お客さんのシグナルを聴き出そう ……………………………… 118
- Step 2　ベテランのアドバイスを聞いてみよう①―鑑別のポイント ……… 119
- Step 3　お客さんの症状を把握しよう ……………………………… 120
- Step 4　ベテランのアドバイスを聞いてみよう②
　　　　　―受診勧奨を見極めるポイント ……………………………… 121
- Step 5　薬局から専門機関につなげよう ……………………………… 121

3　下　痢　――――――――――――――――――――― 松田　宗之　124

CASE 1　Hさん　34歳　女性
- Step 1　お客さんのシグナルを聴き出そう ……………………………… 124
- Step 2　ベテランのアドバイスを聞いてみよう①―鑑別のポイント ……… 125
- Step 3　お客さんの症状を把握しよう ……………………………… 126
- Step 4　ベテランのアドバイスを聞いてみよう②
　　　　　―OTC医薬品を選ぶポイント ……………………………… 127
- Step 5　OTC医薬品につなげよう ……………………………… 128

CASE 2　Mさん　31歳　男性
- Step 1　お客さんのシグナルを聴き出そう ……………………………… 130
- Step 2　ベテランのアドバイスを聞いてみよう①―鑑別のポイント ……… 131
- Step 3　お客さんの症状を把握しよう ……………………………… 132
- Step 4　ベテランのアドバイスを聞いてみよう②
　　　　　―受診勧奨を見極めるポイント ……………………………… 133
- Step 5　薬局から専門機関につなげよう ……………………………… 133

4 のどが痛い ……………………………………… 田中みずき 136

CASE 1 Mさん　45歳　女性
- Step 1　お客さんのシグナルを聴き出そう ……………………… 136
- Step 2　ベテランのアドバイスを聞いてみよう①―鑑別のポイント …… 137
- Step 3　お客さんの症状を把握しよう …………………………… 139
- Step 4　ベテランのアドバイスを聞いてみよう②
　　　　　―OTC医薬品を選ぶポイント ………………………… 139
- Step 5　OTC医薬品につなげよう ……………………………… 141

CASE 2 Sさん　58歳　男性
- Step 1　お客さんのシグナルを聴き出そう ……………………… 142
- Step 2　ベテランのアドバイスを聞いてみよう①―鑑別のポイント …… 143
- Step 3　お客さんの症状を把握しよう …………………………… 144
- Step 4　ベテランのアドバイスを聞いてみよう②
　　　　　―受診勧奨を見極めるポイント …………………………… 144
- Step 5　薬局から専門機関につなげよう ………………………… 145

5 生理痛 ……………………………………………… 田中　雪葉 147

CASE 1 Mさん　20歳台　女性
- Step 1　お客さんのシグナルを聴き出そう ……………………… 147
- Step 2　ベテランのアドバイスを聞いてみよう①―鑑別のポイント …… 148
- Step 3　お客さんの症状を把握しよう …………………………… 149
- Step 4　ベテランのアドバイスを聞いてみよう②
　　　　　―OTC医薬品を選ぶポイント ………………………… 150
- Step 5　OTC医薬品につなげよう ……………………………… 152

CASE 2 Sさん　27歳　女性
- Step 1　お客さんのシグナルを聴き出そう ……………………… 154
- Step 2　ベテランのアドバイスを聞いてみよう①―鑑別のポイント …… 155
- Step 3　お客さんの症状を把握しよう …………………………… 156
- Step 4　ベテランのアドバイスを聞いてみよう②
　　　　　―受診勧奨を見極めるポイント …………………………… 156
- Step 5　薬局から専門機関につなげよう ………………………… 157

6 水 虫 ……………………………………………… 山岡　和幸 159

CASE 1 Nさん　48歳　男性
- Step 1　お客さんのシグナルを聴き出そう ……………………… 159
- Step 2　ベテランのアドバイスを聞いてみよう①―鑑別のポイント …… 160
- Step 3　お客さんの症状を把握しよう …………………………… 161
- Step 4　ベテランのアドバイスを聞いてみよう②
　　　　　―OTC医薬品を選ぶポイント ………………………… 162
- Step 5　OTC医薬品につなげよう ……………………………… 164

CASE 2 　Aさん　62歳　男性
- Step 1　お客さんのシグナルを聴き出そう　165
- Step 2　ベテランのアドバイスを聞いてみよう①―鑑別のポイント　165
- Step 3　お客さんの症状を把握しよう　167
- Step 4　ベテランのアドバイスを聞いてみよう②
　　　　―受診勧奨を見極めるポイント　168
- Step 5　薬局から専門機関につなげよう　169

7　腰が痛い　下原　修治　171

CASE 1 　Sさん　39歳　男性
- Step 1　お客さんのシグナルを聴き出そう　171
- Step 2　ベテランのアドバイスを聞いてみよう①―鑑別のポイント　172
- Step 3　お客さんの症状を把握しよう　175
- Step 4　ベテランのアドバイスを聞いてみよう②
　　　　―OTC医薬品を選ぶポイント　175
- Step 5　OTC医薬品につなげよう　177

CASE 2 　Uさん　62歳　男性
- Step 1　お客さんのシグナルを聴き出そう　179
- Step 2　ベテランのアドバイスを聞いてみよう①―鑑別のポイント　180
- Step 3　お客さんの症状を把握しよう　182
- Step 4　ベテランのアドバイスを聞いてみよう②
　　　　―受診勧奨を見極めるポイント　182
- Step 5　薬局から専門機関につなげよう　182

8　鼻水が出る　鈴木　秀明　185

CASE 1 　Hさん　32歳　男性
- Step 1　お客さんのシグナルを聴き出そう　185
- Step 2　ベテランのアドバイスを聞いてみよう①―鑑別のポイント　186
- Step 3　お客さんの症状を把握しよう　188
- Step 4　ベテランのアドバイスを聞いてみよう②
　　　　―OTC医薬品を選ぶポイント　188
- Step 5　OTC医薬品につなげよう　191

CASE 2 　Sさん　49歳　男性
- Step 1　お客さんのシグナルを聴き出そう　193
- Step 2　ベテランのアドバイスを聞いてみよう①―鑑別のポイント　194
- Step 3　お客さんの症状を把握しよう　195
- Step 4　ベテランのアドバイスを聞いてみよう②
　　　　―受診勧奨を見極めるポイント　195
- Step 5　薬局から専門機関につなげよう　196

9 目が疲れる ——— 町田 尚紀 198

CASE 1　Nさん　40歳台　男性
- Step 1　お客さんのシグナルを聴き出そう ……… 198
- Step 2　ベテランのアドバイスを聞いてみよう①—鑑別のポイント ……… 199
- Step 3　お客さんの症状を把握しよう ……… 201
- Step 4　ベテランのアドバイスを聞いてみよう②
  　　　　—OTC医薬品を選ぶポイント ……… 201
- Step 5　OTC医薬品につなげよう ……… 202

CASE 2　Tさん　64歳　女性
- Step 1　お客さんのシグナルを聴き出そう ……… 204
- Step 2　ベテランのアドバイスを聞いてみよう①—鑑別のポイント ……… 205
- Step 3　お客さんの症状を把握しよう ……… 207
- Step 4　ベテランのアドバイスを聞いてみよう②
  　　　　—受診勧奨を見極めるポイント ……… 207
- Step 5　薬局から専門機関につなげよう ……… 208

第Ⅲ部　薬剤師が知っておくべき知識

1. 救急対応に必要なバイタルサイン ——— 髙橋 直子 212
2. フレイル ——— 鈴木 邦子 223
3. そらの薬局OTC医薬品　品揃えチェックリスト ——— 坂口 眞弓 232

索　引 ……… 243

謹告　著者ならびに出版社は，本書に記載されている内容について最新かつ正確であるよう最善の努力をしております．しかし，薬の情報および治療法などは医学の進歩や新しい知見により変わる場合があります．薬の使用や治療に際しては，読者ご自身で十分に注意を払われることを要望いたします．
　　　　　　　　　　　　　　　　　　　　　　　株式会社 南江堂

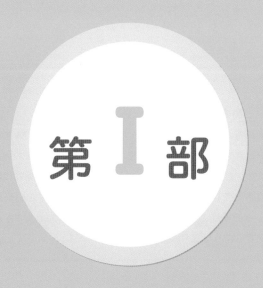

第 I 部

関連機関につなぐ

第Ⅰ部　関連機関につなぐ

1　薬を失くしたといって度々もらいにくる

> **CASE**　Mさん　78歳　女性
>
> 　そらの薬局をかかりつけ薬局として利用してくださるMさんは，高齢ながら畑で野菜をつくっていると話していました．数年前から，足が痛くて夜も眠れないとの訴えがあり，かかりつけ医から，定期的に鎮痛薬と睡眠薬が処方されています．ところが，半年前からMさんの来局間隔が短くなり，そらの薬局の薬剤師，新米進や蔵前みどりは，Mさんの頻回の来局を心配するようになりました．

STEP 1　患者さんのシグナルを聴き出そう

新米：Mさん，前回来局されたのは1週間前でしたので，睡眠薬も痛み止めもまだあると思うのですが，もう残っていませんか？

M：もうないの．

新米：お薬は，お医者さんの処方箋がないと差し上げられないのですが，お医者さんには相談

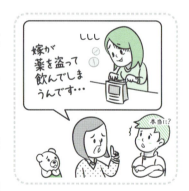

されましたか？　とくに睡眠薬は余分に出せないお薬なのですが，追加で飲んだりしていませんか？

M：薬はお医者さんのいう通りに飲んでいるけれど，嫁が私の薬を盗って飲んでしまうから足りなくなるの．

新米：そうですか．それでは，さきほどお話したように，お薬を差し上げるためにはお医者さんの処方箋が必要ですので，お医者さ

んにご相談してみてください．

 ベテランのアドバイスを聞いてみよう

新米：さきほど来局されたMさんですが，認知症が疑われるような気がするのですが….

蔵前：Mさんの来局間隔が短くなっているのは，認知症のせいではないかと考えたのですね．

新米：もの忘れといえば，認知症かと….

蔵前：高齢者のもの忘れは認知症だけではありませんよ．ぼんやりする，忘れっぽくなる疾患を確認してみましょう（**表1**）．

新米：たくさんありますね….

蔵前：下線をつけた5つの疾患はシグナル（特徴や初期症状）をよく覚えておきましょう（**表2**）．

● もの忘れ症状の鑑別のポイント

表1　もの忘れの原因となりやすい疾患

<u>アルツハイマー型認知症</u>，<u>脳血管性認知症</u>，<u>レビー小体型認知症</u>，<u>老人性うつ</u>，<u>甲状腺機能低下症</u>，硬膜外血腫，正常圧水頭症，前頭葉側頭葉型認知症，大脳皮質基底核変性症，進行性核上性麻痺，アルコール性認知症，肝硬変

表2　もの忘れの原因となりやすい疾患のシグナル

疾患	シグナル
アルツハイマー型認知症	自分のものを誰かに盗られたと訴える（もの盗られ妄想）
	薬の飲み忘れが多くなったり，飲み方がわからなくなったりする
	お金の数え方がわからず，常にお札で支払う
	間違いを認めたがらず取り繕う（自分の能力の低下を隠す）
	遠隔記憶は鮮明にあるが，近時記憶が欠落している
	元の場所に戻ってこられなくなる（徘徊）
	トイレの場所がわからず失禁してしまう

次頁に続く

疾患	シグナル
脳血管性認知症	意欲の低下がみられる
	嚥下障害，構音障害（喉や舌の動きが悪く発音ができない），円弧歩行などを伴う
	脳梗塞，脳出血などの脳血管障害の既往がある
	まだら認知症が比較的多い
レビー小体型認知症	認知機能障害がある
	認知機能の変動がある
	幻視（「子どもが部屋のすみに座っている」など）を訴える
	パーキンソン症状がみられる
	レム睡眠行動障害（寝ているときに大声を出す，夢遊病のように歩き出す）がみられる
	薬剤過敏性がある
老人性うつ	自分の能力の低下を嘆く
	もの忘れの訴えを強調する
	遠隔記憶も近時記憶も同時に障害される
	睡眠障害，意欲障害を認めることが多い
甲状腺機能低下症	意欲の低下がみられる
	顔や手足がむくむ（粘液水腫）
	食欲はないが，体重が増える（代謝の低下とむくみ）
	甲状腺腫を認めることがある

新米：鑑別のポイントは理解できました．Mさんは薬の飲み方がわからなくなっているようですし，薬が足りなくなったことをお嫁さんのせいにするのは，アルツハイマー型認知症のシグナルではありませんか？

蔵前：確かにMさんとのやりとりを聞いていると，アルツハイマー型認知症の疑いがありますね．Mさんの症状をもう少し詳しく把握したいですね．

患者さんの症状を把握しよう

蔵前：Mさんは確か，ご家族と同居されていましたね？
新米：はい．ご家族がMさんの薬を取りにこられることもあります．
蔵前：では，ご家族が来局されたとき，ご自宅でのMさんの様子などお聞きしてみましょう．ご家族とご本人がチェックする質問表（表3）もあるので，勧めてみてもよいですね．

● 薬局でできるアルツハイマー型認知症のチェック

さまざまなチェック方法がありますが，薬局では時間やプライバシーに配慮して，工夫をしながらチェック方法を選びましょう．

①認知症初期症状11質問票（表3）

患者さん本人と患者さんの生活状況を把握している人（同居の家族など）に記入してもらう方法[1]です．

②山口キツネ・ハト模倣テスト

患者さんに「私の手をよくみて同じ形をつくってください」と一度だけ伝えて，片手でつくった影絵のキツネ（図1A）を10秒間示します．次に両手でつくったハトの形（図1B）を10秒間示します（このときキツネやハトという言葉はいってはいけません）．

キツネは中等度の認知症までほぼ全員ができます（重度認知症では不能に）．これができることで，指示の理解や視覚に問題がないことがわかります．また保続（繰り返し継続してしまう動作・言語・思考）のみられる患者さんでは，ハトの動作が困難になります[2]．

③簡易版「時計描画試験（時計描画テスト）」

患者さんに白い紙を渡し，「10時10分を指す時計を描いてください」と指示します．なお，数字のヒントを出さない，周りに時計を置いておかないことに注意してください（時計を盗み見するときは認知症の疑いがあるといわれています）．図2のように感覚的に違和感がなければ「問題なし」とします．

表3 認知症初期症状11質問票

1) 同じことを何回も話したり，尋ねたりする
2) できごとの前後関係がわからなくなった
3) 服装など身の回りに無頓着になった
4) 水道栓やドアを閉め忘れたり，後片づけがきちんとできなくなった
5) 同時に2つの作業を行うと，1つを忘れる
6) 薬を管理してきちんと内服することができなくなった
7) 以前はてきぱきできた家事や作業に手間取るようになった
8) 計画を立てられなくなった
9) 複雑な話を理解できない
10) 興味が薄れ，意欲がなくなり，趣味活動などをやめてしまった
11) 前よりも怒りっぽくなり，疑い深くなった

介護者には，上記のほかに下記の2項目も回答してもらいます．

- 被害妄想（お金を盗られる）がありますか
- 幻視（ないものがみえる）がありますか

医療機関では，11項目のうち該当項目が3つ以上で認知症を強く疑う．地域での認知症スクリーニングでは，4つ以上で受診を勧める．

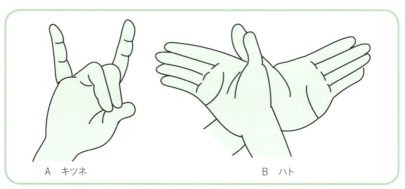

A キツネ　　　B ハト

図1 山口キツネ・ハト模倣テスト

1 薬を失くしたといって度々もらいにくる

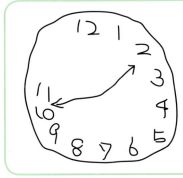

- 1〜12の数字が円の内側にだいたい均等に並んでいる
- およそ10時10分を指す針が円の中心から伸びている

図2 時計描画試験で問題ないとされる例

 薬局から専門機関につなげよう

新米：Mさん，お嫁さん，質問票にご回答いただきありがとうございました．

嫁：義母は認知症なのですか？

蔵前：正確な診断については，お医者さんの診察を受けてからとなりますが，質問票の結果をみますと，Mさんは該当項目が2つ，お嫁さんは5つでした．私どもでは，ご家族の方が3つ以上つける場合，お医者さんに相談されることをお勧めしています．

嫁：かかりつけの東本先生のところでよいのかしら？

蔵前：はい．まずはかかりつけの東本先生に相談されるのがよいと思います．私どもで**紹介状**をお書きしますので，東本先生にお渡しください．もし専門医の受診が必要となれば，東本先生が紹介してくださると思います．また，区内には認知症かかりつけ医や認知症サポート医の研修を受けたお医者さんもいらっしゃいますので，そちらのお医者さんに直接相談されるのも1つの方法です．

嫁：わかりました．とても助かりました．これまでおかしいとは思っていたのですが，誰にもいえなくて心配していたんです．ありがとうございました．

7

紹介状（情報提供書）

医療法人●●会　A内科クリニック
東本○○先生　御侍史

平成30年1月10日
東京都台東区蔵前 x-x-x
そらの薬局
電話 03-xxxx-xxxx
薬剤師　蔵前みどり

患者氏名	MO殿	性別	女性
患者住所	東京都台東区寿○-○-○	電話番号	03-△△△△-△△△△
生年月日	昭和14年8月23日（78歳）	職業	無職

紹介目的

　認知症についてのご精査・ご加療のご依頼

主訴および当薬局での経過

　いつも大変お世話になっております．高血圧症，夜間の足の痛みとそれに伴う不眠にて当薬局で下記処方を調剤している方です．このところ来局間隔が短くなっているので，お話を伺ったところ，もの盗られ妄想ではないかと思われる返答がありました．ご本人とお嫁さんに「認知症初期症状11質問票」にご回答いただき，該当項目がそれぞれ2つと5つでしたので，医師の受診をお勧めしたところ貴院での受診を希望されております．
　ご多忙のおり，大変恐縮ですが，貴科的ご高診を賜りますよう，よろしくお願いいたします．

現在の服用薬

バルサルタン 80 mg	1錠	朝食後
ロキソプロフェン 60 mg	1錠	夕食後
ゾルピデム 5 mg	1錠	就寝前

備考

　アレルギー歴　：なし
　副作用歴　　　：なし

蔵前：私たちからもう1つ提案させてください．Mさんについて，一度，認知症疾患医療センターでご相談されてはいかがですか？
嫁：認知症疾患医療センター？　それはどこにありますか？
新米：Mさんのご自宅の近くですと，E病院が認知症疾患医療センターを設置しています．専門のスタッフが電話で認知症についての相談を受け付けています．電話番号をお知らせしますね．
嫁：ありがとうございます．明日，電話をしてみます．

● 薬局からつなげる専門機関

①病院もしくは診療所のもの忘れ外来

精密検査が必要と思われる認知症の患者さんや，行動・心理症状（behavioral and psychological symptoms of dementia：BPSD）など問題行動がある患者さんは，認知症の専門医が対応してくれるもの忘れ外来に紹介するとよいでしょう．

②認知症を診療している精神科病院

BPSDがひどく，家で生活できない，家族が疲弊しており入院が必要と思われる患者さんは，認知症対応病棟を持つ精神科病院に直接紹介したほうが，問題解決の早道です．

③認知症疾患医療センター

都道府県などから指定を受け，認知症疾患の鑑別診断，地域の医療機関の紹介，医療相談を行う機関です．ご家族や患者さん本人からの「認知症ではないか」という相談に，専門スタッフ（認知症看護認定看護師や精神保健福祉士など）が電話や面談で対応します．薬局でご家族や患者さん本人から認知症についての相談を受けた場合には，近隣の認知症疾患医療センターを紹介するとよいでしょう．

④認知症アウトリーチ（訪問支援）チーム

日本老年精神医学会などが定める専門医，または認知症診断に十分な経験を持つ医師（認知症サポート医など）と，認知症ケアに従事した経験を持つ看護師などで構成されるチームで，認知症疾患医療センターに配置されます．認知症支援コーディネーター（後述）などからの依頼により，アウトリーチ（訪問支援）対象者を訪問し，認知症症状のアセスメントを行います．アセスメントの結果，認知症症状があると判断された場合には，

医療機関の受診を促し，鑑別診断につながるまで支援を行います．

⑤認知症初期集中支援チーム

複数の専門職が，家族の訴えなどにより認知症が疑われる人や認知症の人およびその家族を訪問し，アセスメント，家族支援などの初期の支援を包括的，集中的（おおむね6ヵ月）に行い，自立生活のサポートを行うチームを各市町村が設けています．

⑥認知症支援コーディネーター

認知症ケアなどに従事した経験を持つ看護師などであり，地域包括支援センターなどに配置されます．認知症の疑いのある患者を訪問，アセスメントし，医療機関への受診を促します．受診にいたらない場合は認知症アウトリーチチームに訪問を依頼します．

引用文献

1) Maki Y et al：Symptoms of Early Dementia-11 Questionnaire (SED-11Q)：A brief informant-based screening for dementia. Dement Geriatr Cogn Dis Extra **3**：131-142, 2013
2) 山口晴保：認知症の脳活性化リハビリテーション．老年期認知症研会誌 **18**：133-139, 2011

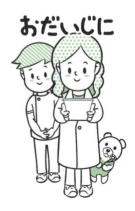

2 よく転ぶ

CASE 　Tさん　73歳　男性

　数年前からそらの薬局をかかりつけ薬局として利用してくださるTさんは，現在，頻尿，便秘，不眠症でかかりつけ医に通院しています．
　若いころは活動的でスポーツ万能だったというTさんが，今日は息子さんと一緒に整形外科の処方箋を持って来局されました．

STEP 1　患者さんのシグナルを聴き出そう

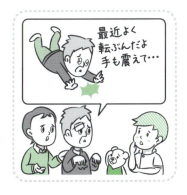

新米：Tさん，今日はいつものお薬ではなくてK整形外科医院のお薬ですね．お顔に怪我をされていますが，どうされたのですか？

T：いやね，商店街の歩道を歩いていたらつまずいちゃって．気づいたときには転んでいたんだよ．とっさに手が出なくて，顔から転んでしまってね．顔も擦りむいたんだよ．

新米：それは大変でしたね．

T：幸い骨は折れてなかったし，打撲で済んでよかったよ．怪我をしたところは痛いけど，目も何ともなかった．最近よく転ぶんだよね．この前は家のなかで敷居につまずいて転んでしまったよ．年を取るといろいろと出てきていやだね．さっさと動けなくなるし，手は震えるし．

息子：また転んだら大変ですし，最近元気がなく心配なので今日は付

き添いできました．

新米：そうですか．それでは，今日のお薬をご用意しますので少しお待ちください．

 ベテランのアドバイスを聞いてみよう

新米：今来局されているTさんですが，最近転びやすくなったとおっしゃっていたことが気になります．ご家族の方もそのようにおっしゃっていますし，普段からとてもしっかりしていらっしゃるので，「年のせい」だけとは考えづらいのですが．

蔵前：何か疾患が原因だと考えたのですね．

新米：はい，そうです．ただ，どういう疾患で転びやすくなるのかわからなくて．

蔵前：それでは転びやすくなる疾患を確認してみましょう（表1）．

新米：たくさんありますね…．

蔵前：下線をつけた5つの疾患はシグナル（特徴や初期症状）をよく覚えておきましょう（表2）．

● 易転倒症状の鑑別のポイント

表1　転倒の原因となりやすい疾患

パーキンソン病，神経変性疾患（多系統萎縮症，進行性核上性麻痺，大脳皮質基底核変性症），レビー小体型認知症，脳腫瘍，特発性めまい（良性発作性頭位めまい症）

表2　転倒の原因となりやすい疾患のシグナル

疾患	シグナル
パーキンソン病	安静時に手足が震える
	動作が遅くなる
	歩行が遅くなる
	仮面様顔貌
	筋肉がこわばる

次頁に続く

疾患		シグナル
パーキンソン病（つづき）		便秘，頻尿，起立性低血圧などの自律神経障害がみられる
		嗅覚障害がある
		パーキンソン症状に左右差がみられる
神経変性疾患	多系統萎縮症	パーキンソン症状がみられる
		神経因性膀胱炎などの自律神経障害が目立つ
		早期から嚥下障害を伴いやすい
	進行性核上性麻痺	パーキンソン症状がみられる（とくに姿勢反射障害，無動）
		初期から易転倒が目立つ
		パーキンソン症状が左右対称に現れる
		進行すると構音障害，嚥下障害，認知機能障害がみられる
	大脳皮質基底核変性症	パーキンソン症状がみられる
		肢節運動失行，他人の手徴候などがみられる
		症状に左右差がみられることが多い
レビー小体型認知症		認知機能障害がある
		認知機能の変動がある
		繰り返し現れる幻視がある
		パーキンソン症状がみられる（寡動，対称性の筋固縮が主体）
		レム睡眠行動障害（寝ているときに大声を出す，夢遊病のように歩き出す）がみられる
		薬剤過敏性がある
脳腫瘍		頭痛（起床時にもっとも強く，その後軽くなる）
		嘔吐［悪心はなく突然嘔吐し，嘔吐は続かない（放射性嘔吐）］
		視力の低下がみられる
		視界が雲や霧がかかったようにみえる
		めまいがある
特発性めまい（良性発作性頭位めまい症）		日常動作で強いめまいが起こる．めまいの持続は数秒から数十秒で週単位で持続する．めまい以外の神経症状は伴わない

新米：鑑別のポイントは理解できました．Tさんは転びやすくなったということですし，動きも遅くなり，手も震えるとおっしゃっていました．また，便秘や頻尿，不眠症も治療中ですし，それらはパーキンソン病のシグナルではありませんか？

蔵前：確かにTさんの症状を伺うとパーキンソン病の疑いがありますね．Tさんの症状をもう少し詳しく把握したいですね．

新米：今日のお薬を渡すときに，もう少し聞いてみます．

蔵前：「本人，家族が気づきやすいパーキンソン病の症状チェック」（表3）を利用して確認してみるとよいでしょう．

STEP 3　患者さんの症状を把握しよう

新米：Tさん，最近転びやすくなったというのが大変気になるのですが，お薬はここでお渡ししている便秘のお薬，頻尿のお薬，睡眠薬と今日のK整形外科医院のお薬以外に何か飲んでいらっしゃいますか？

T：薬はここでもらっているものだけだよ．転びやすくなったのは年のせいではないのかい？

新米：お年のせいもあるかもしれませんが，それだけではない可能性があります．このチェック表で気になる症状はありますか？

● 薬局でできるパーキンソン病の症状チェック（表3）

　患者さん本人と患者さんの生活状況を把握している人（同居の家族など）に記入してもらう方法です．

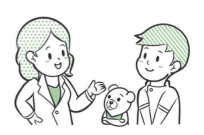

2 よく転ぶ

表3 本人，家族が気づきやすいパーキンソン病の症状チェック

・静かにしているときや歩行時に手や足または顎が震える ・動作が遅くなった ・歩くのが遅くなった ・表情が少なくなった（顔がひきつる） ・手や足がこわばる ・声が小さくなった ・転びやすくなった ・歩幅が狭くなった ・足がすくんで前に進めないことがある ・止まれず走り出すことがある ・むせやすくなった	・寝つきがわるく，途中で何度も目が覚めてしまう ・大きな声で寝言をいっていることがある ・寝るときに脚がむずむずしてじっとできない ・みえるはずのないものがみえることがある ・元気が出ず，疲れやすい ・腰痛や手足の痛み，しびれがある ・便秘がひどくなった ・トイレに行く回数が多い ・多量に汗が出る ・においがわからなくなった ・立ちくらみがある

薬局から専門機関につなげよう

新米：Tさん，息子さんありがとうございました．

蔵前：このチェック表にはパーキンソン病の方によくみられる症状が挙げられています．

息子：こうしてみるといろいろとあてはまる症状がありますね．だいたいが年のせいだと思っていましたが．父はパーキンソン病なのでしょうか？

蔵前：このなかでTさんも息子さんも気になる症状としてチェックされている「静かにしているときや歩行時に手や足または顎が震える」，「動作が遅くなった」，「手や足がこわばる」，「転びやすくなった」は，パーキンソン病によくある運動症状です．これらの症状があるとパーキンソン病が疑われますが，パーキンソン病と似た症状を示す疾患もいろいろありますので，正確な診断は専門のお医者さんにみてもらってからとなります．早めに病院に行かれることをお勧めします．パーキンソン病と診断された方で，日常生活に支障がある（ホーン＆ヤール重症度3

15

度以上，生活機能障害度2度以上の方）と認定された方は，指定難病患者として医療費をはじめ，さまざまな支援を受けることができます．ぜひ専門医を受診してください．

息子：専門医といってもどこに行ったらよいかわかりません．どうしたらよいですか？

蔵前：パーキンソン病の診断は神経内科が専門ですが，まずはかかりつけの東本先生に相談されるのがよいと思います．私どもで**紹介状**をお書きしますので，東本先生にお渡しください．今東本先生にみていただいている便秘や頻尿，不眠症もパーキンソン病の方によくみられる症状ですので，それらも一緒に考慮されて専門医の受診が必要ということになれば，東本先生が紹介してくださると思います．

息子：そうですね．ありがとうございます．早速，東本先生に相談してみます．

T：東本先生だったら話しやすいし，もうずっとみてもらっているし．知らないところに行くとなると，不安だし．

蔵前：もし，東本先生に相談しにくいときには，東京都のホームページに難病指定医または協力難病指定医の一覧が載っていますので，それを参考にお近くの内科を受診されてもよいかと思います．必要なら，その先生が専門医療機関を紹介してくださると思いますよ．

● 薬局からつなげる専門機関

①神経内科専門医

　パーキンソン病の専門科は神経内科です．神経内科専門医は日本神経学会のホームページで検索できます．なかには脳神経外科でパーキンソン病を得意としている先生もいます．神経内科専門医および神経内科診療施設一覧は日本神経学会のホームページ（http://www.kktcs.co.jp/jsn-senmon/secure/senmon.aspx）（2018-2-27参照）を参照してください．

②難病指定医・協力難病指定医

　難病医療費助成を受けるためには，難病指定医（新規および更新申請）もしくは協力難病指定医（更新申請のみ）の診断書が必要となります．この指定

紹介状（情報提供書）

医療法人●●会　A内科クリニック
東本○○先生　御侍史

平成30年2月10日
東京都台東区蔵前 x-x-x
そらの薬局
電話 03-××××-××××
薬剤師　蔵前みどり

患者氏名	TO殿	性別　男性		
患者住所	東京都台東区元浅草○-○-○		電話番号	03-△△△△-△△△△
生年月日	昭和19年5月3日（73歳）		職業	無職

紹介目的

　易転倒についてのご精査・ご加療のご依頼

主訴および当薬局での経過

　いつも大変お世話になっております．頻尿，便秘症，不眠症にて当薬局で下記処方を調剤している方です．本日転倒による打撲と顔の擦過傷でK整形外科医院を受診され，セフジニル，ロキソプロフェン，レバミピドが処方されました．その際に，ご本人とご家族の方にお話を伺ったところ，最近よく転倒をしているとのことでした．そのほかにも，手の振戦，動作緩慢などパーキンソン症状を疑う症状を自覚していらっしゃるとのことでしたので，医師の受診をお勧めしたところ貴院での受診を希望されております．

　ご多忙のおり，大変恐縮ですが，貴科的ご高診を賜りますよう，よろしくお願いします．

現在の服用薬

ミラベグロン 50 mg	1錠	朝食後
酸化マグネシウム 330 mg	2錠	夕食後
ゾルピデム 5 mg	1錠	就寝前
以下 K整形外科医院より処方		
セフジニル 100 mg	3カプセル	毎食後
ロキソプロフェン 60 mg	3錠	毎食後
レバミピド 100 mg	3錠	毎食後　　7日分

備考

　アレルギー歴　：なし
　副作用歴　　　：なし

医に登録されるためには，難病の診療に5年以上携わり，診断書を作成するために必要な知識と技能を有する医師で，難病に関連する専門医の資格を持つ医師もしくは所定の研修を受けた医師で，都道府県に届け出たものという規定があり，登録されると各都道府県のホームページで名前と所属が公開されます。

③難病情報センター

　パーキンソン病をはじめ，厚生労働省が難治性疾患克服研究事業の対象疾患の解説や各種制度の概要および各相談窓口，連絡先，患者会情報などの情報をインターネットで提供しています〔http://www.nanbyou.or.jp/〕（2018-2-19参照）。

④都道府県における難病患者支援

　各都道府県では，本庁はもちろんのこと，保健所や難病相談支援センターなどを通して，地域で生活する難病の患者さんの日常生活の相談・支援，交流活動の促進，就労支援などを行っています〔例：東京都の難病患者支援策（http://www.tokyo-nanbyou-shien-yi.jp/pdf/leaflet2017_10.pdf）（2018-2-19参照）〕。

⑤全国パーキンソン病友の会（JPDA）

　パーキンソン病の患者さんとその家族が中心となって活動する患者団体で，全国に支部があります。患者さん同士の交流会や専門医による講演会，相談会なども定期的に行われています。

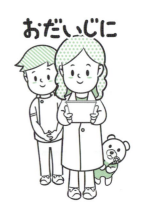

3 ものがみえづらい

CASE　Yさん　71歳　女性

そらの薬局をかかりつけ薬局として利用してくださるYさんは，このごろ処方箋のお薬（高血圧，脂質異常症）の相談だけでなく，日常生活に関してもいろいろお話をしていただけるようになりました．昨年末に年賀状を書いていたら，どうも字がみえづらく，間違いも多く，いつもより時間がかかってしまったようです．そしてお正月に受け取った年賀状を読んでいても，みえづらいことがあり，心配なご様子です．

STEP 1　患者さんのシグナルを聴き出そう

新米：こんにちは，Yさん．
　Y：ちょっと気になることがあったので聞いてくれる？
新米：どうされましたか？
　Y：前にも話したと思うけど，なんだかこのごろ，ものがみえづらいのよ．年賀状を書いていても字がみえづらいし，送られてきた年賀状の写真も真ん中がみえにくかったの．

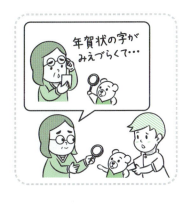

新米：それは，心配ですね．ほかに気になることはありますか？
　Y：先週の日曜日，孫のところに遊びに行ったの．駅まで孫と娘が迎えにきてくれて．そのときね，向こうから走ってくる孫の顔がよくわからなくてね．その後も駅のそばのレストランのメニューもゆがんでみえたりして….

19

新米：お孫さんの顔がよくわからなかったり，メニューがゆがんでみえたりするのは心配ですよね．

Y：そうなのよ．

新米：頭痛がするとか，気分が悪くなることはありませんか？

Y：今は血圧の薬も，コレステロールの薬もきちんと飲んでいて，とくに変わったことはないわ．

STEP 2 ベテランのアドバイスを聞いてみよう

新米：今お待ちいただいているYさんですが，加齢黄斑変性が疑われるような気がするのですが….

蔵前：Yさんが字が読みづらいだけでなく，メニューがゆがんでみえたのは，加齢黄斑変性ではないかと考えたんですね．

新米：はい．年齢的にもそうですし，みえないところがあるとか，まぶしいとか，頭痛がするなどの症状がないところからも加齢黄斑変性症を疑いました．

蔵前：それでは字が読みにくい，みえづらいという症状を伴う疾患を確認してみましょう（表1）．

新米：いろいろありますね….

蔵前：9つの疾患のシグナル（特徴や初期症状）をよく覚えておきましょう（表2）．

● みえにくい症状の鑑別のポイント

表1　ものがみえづらい原因となりやすい疾患

加齢黄斑変性，白内障，緑内障，屈折異常（近視，遠視，乱視など），網膜色素変性症，脳腫瘍，糖尿病性網膜症

表2 ものがみえづらい原因となりやすい疾患のシグナル

疾患		シグナル
加齢黄斑変性		新聞や本の字がゆがんでみえる
		メニューがみえづらい
		薬袋の字がみえづらい
		テレビのスイッチがみえづらい
		手元がみえづらい
		横断歩道や段差がゆがんでみえる
		信号機の色がみえづらい
		視力が悪くなる
		写真の中心部分だけが暗いようにみえたり，ゆがんでみえたりする
		真ん中がみえないときがある
		すすがかかったようにみえる
		中心が黄色くみえる
白内障		目がかすむことがある
		ものが二重にみえることがある
		まぶしい
		視力が悪くなる
緑内障		みえない場所（暗点）がある
		みえる範囲（視野）が狭くなった
		目が痛い
		充血する
		頭痛や悪心がある
屈折異常	近視	ものがぼけてみえる
		遠くがぼけてみえる
		輪郭がぼける
		目を細めて字やものをみる
		肩こりがひどい
		つまずきやすい
		根気がなく飽きやすい
	遠視	ものがぼけてみえる
		遠くのものも，近くのものもぼけてみえる
		肩こり，目の疲れ，頭痛，悪心がある
		読む距離が少し遠くなる

次頁に続く

疾患		シグナル
屈折異常（つづき）	乱視など	ものがぼけてみえる
		ふらつくようなめまいがする
		肩こりや首こりがひどい
		暗いところや夜の車の運転が不安である
		目が痛い
網膜色素変性症		日が暮れるとみえづらい
		暗いところに急に入るとみえない
		暗いところに入り時間が経っても，ほかの人のようにみえてこない
		明るいところがまぶしい
		視野が狭くなる
脳腫瘍		両方の目の視野が狭くなる
		朝起きたときの頭痛がひどい
		悪心が続く
		視力が悪くなる
		手足が動きづらかったり，しびれる
		言葉が出ないことがある
糖尿病性網膜症		目がかすむ
		黒い影やごみのようなものがみえる
		視野が欠ける

新米：鑑別のポイントはわかりました．Yさんは，ものがみえづらいということですが，年賀状を読んでいて，字がゆがんでみえたり，年賀状の写真の中心部が暗くみえたりするのは，加齢黄斑変性のシグナルではありませんか？

蔵前：そうですね，これまでのYさんの症状や随伴症状を確認した内容は，加齢黄斑変性が一番疑われますね．Yさんの症状をもう少し把握してみましょう．

コラム　加齢黄斑変性

加齢黄斑変性は，年齢を重ねるとともに網膜色素上皮の下に老廃物が蓄積し，直接あるいは間接的に網膜の中心部である黄斑に障害が生じて，みようとするところがみえにくくなります（図1）．高齢社会と生活習慣の欧米化により増加し，失明原因の第4位です．50歳以上の人の約1.2%[1,2]にみられ，高齢になるほど多くみられます．加齢黄斑変性には大きく分けると，網膜色素上皮が徐々に萎縮し，網膜が障害され視力が徐々に低下する萎縮型と，異常な血管（脈絡膜新生血管）が脈絡膜から網膜色素上皮の下あるいは網膜と網膜色素上皮の間に侵入して網膜が障害される滲出型があります．

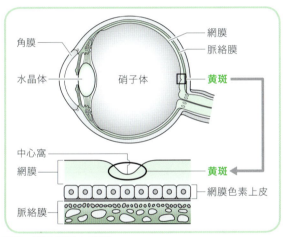

図1　眼の構造と黄斑

STEP 3　患者さんの症状を把握しよう

蔵前：Yさんは，ものがみえづらいということなので，もう少しお話を伺いましょう．

新米：はい．そのほかにどのようなことをチェックすればよいでしょうか？

蔵前：それでは，ほかの疾患との鑑別をチェックシートで進めていきましょう．

● 薬局でできるみえにくい症状のチェック

ものがみえづらい原因をチェックするために，いろいろな方法があります．薬局で相談を受けたときには，チェック項目をもれなく聞けるように工夫してみましょう．

表3　ものがみえづらい方のチェックシート

	チェック欄	自覚症状
部位・性状・程度・時間		字がゆがんでみえる
		横断歩道や段差がゆがんでみえる
		目がかすむ
		ものが二重にみえる
		ものがぼけてみえる
		遠くがぼけてみえる
		遠くのものも，近くのものもぼけてみえる
		疲れやすい（遠視）
		輪郭がぼける
		視力が悪くなる
		数字の2，5，8，9，0などの区別がつかないことがある
		メガネやコンタクトレンズをつけていてもみえにくいと感じる
		視野が狭くなる
		両眼の視野が狭くなる
		みえないところ（暗点）がある
		真ん中がみえないことがある
		写真などの中心部だけが暗くみえたり，ゆがんでみえたりする
		みえる範囲（視野）が狭くなってきた
		黒い影やごみのようなものがみえる

次頁に続く

	チェック欄	自覚症状
状況・寛解増悪因子		まぶしい
		明るいところでまぶしい
		日が暮れるとみえにくい
		光がにじむ（乱視），暗いところで光がにじむ
		暗いところに急に入るとみえない
		暗いところに入って時間が経っても，ほかの人のようにみえてこない
		暗いところや夜の車の運転が不安である
随伴症状		目が痛い
		目が疲れる
		目が出血した
		肩こりや首こりがひどい
		頭痛がする
		朝起きたときの頭痛がひどい
		悪心がする
		悪心が続く
		ふらつくようなめまいがする
		手足が動きづらかったり，しびれたりする
		言葉が出ないことがある

①ものがみえづらい方のチェックシート（自覚症状確認用）（表3）
　患者さん本人やご家族など症状を確認できる方と一緒にチェックしてみましょう．表2と照らし合わせながら，相談を進めましょう．

②アムスラーチャート（加齢黄斑変性テスト，図2）
　格子状の線をみてもらい，すべての線がまっすぐにみえるか，マス目に欠けている部分がないか，あるいは，波打ったり，ゆがんだりしている部分がないかを確認しましょう．

第Ⅰ部　関連機関につなぐ

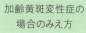
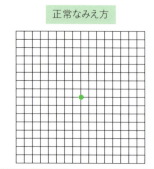
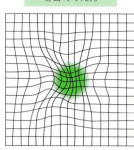

図2　アムスラーチャート
［日本眼科学会：目の病気―加齢黄斑（http://www.nichigan.or.jp/public/disease/momaku_karei.jsp）（2018-3-5参照）より許諾を得て転載］

薬局から専門機関につなげよう

新米：Yさん，チェックシートにご協力いただきありがとうございました．

Y：何か病気なんですか？

蔵前：このチェックシートは，専門のお医者さんに診察を受けていただく前の確認用シートです．このシートからご心配な症状がある場合は，眼科を受診されることをお勧めしています．

Y：昔からお世話になっているB眼科クリニックの氷川先生にみてもらおうかしら．

蔵前：はい，かかりつけの眼科の氷川先生ですね．私どもで**紹介状**をお書きしますので，氷川先生にお渡しください．

Y：はい．心配で，悩んでいるばかりでしたが，相談してよかったわ．この紹介状を持って，氷川先生に相談してみます．ありがとうございました．

蔵前：ところで，Yさんは車の運転をされますか？

Y：ええ，雨の日や買い物のときにはいつも運転しています．

蔵前：そうですか．車の運転は生活に必要ですね．しかし，今の目の状態で運転していて不安なことはありませんか？

Y：そうなのよ．実は，運転しているときに，信号機がみづらかったりすることもあるので，心配していたんです．

蔵前：そうですね，氷川先生の受診のときに，運転のこともお話ししてみてくださいね．

Y：ありがとうございます．いろいろなお話を伺えて安心しました．明日，早速氷川先生のところに行ってみます．

● 薬局からつなげる専門機関

①眼科医

　気になる症状がありましたら，眼科医に相談しましょう．なお，現在網膜疾患の専門医を認定する学会はありません．患者さんを紹介する場合はかかりつけの眼科医を通して専門医療機関を紹介してもらいましょう．

②日本眼科医会運営「目の電話相談」

　患者さんからの相談に眼科医が答えるサービスです．来局者から目の症状について相談された際に，このサービスをお伝えするのもよいでしょう．［受付日時：毎週木曜日 午後3時から5時（祝日，12月29日～1月5日は除く）．専用電話：03-5765-8181］．

③障害者総合支援法による行政の医療，介護，福祉，生活支援

　視力障害の程度により，障害者総合支援法の適用となり，さまざまな支援を受けることができます．

　この法律は，身体障害者福祉法，知的障害者福祉法，精神保健福祉法，児童福祉法の4つの法律をまとめた障害者自立支援法［平成22（2010）年公布］に，難病対策などを加えて，地域社会における共生の実現に向けて，障害福祉サービスの充実など障害者の日常生活および社会生活を総合的に支援するため，平成24（2012）年6月に公布されました．

　この法律の適用を受けるためには，眼科で視力障害の程度を判定してもらい，区市町村で必要な手続きを行う必要があります．手続きについては，「障害福祉サービスの利用について（平成27年4月版）」(http://www.mhlw.go.jp/file/06-Seisakujouhou-12200000-Shakaiengokyokushougaihokenfukushibu/0000059663.pdf)（2018-2-19参照）を参照してください．

④運転免許センター

　患者さんの運転について，ご家族が心配されている場合は，運転免許セ

紹介状（情報提供書）

医療法人▼▼会　B眼科クリニック
氷川■■先生　御侍史

平成30年3月7日
東京都台東区蔵前 x-x-x
そらの薬局
電話 03-xxxx-xxxx
薬剤師　蔵前みどり

患者氏名　YO殿　　　　　　性別　女性
患者住所　東京都台東区蔵前〇-〇-〇　　電話番号　03-△△△△-△△△△
生年月日　昭和21年12月20日（71歳）　　職業　　　シルバー人材センター勤務

紹介目的

ものがみえづらい症状についてのご精査・ご加療のご依頼

主訴および当薬局での経過

　いつも大変お世話になっております．高血圧，脂質異常症にて当薬局で下記処方を調剤している方です．処方薬以外の相談を昨年末から受けております．年賀状を書いていて字がみえづらく，また読みづらかったとのことです．また，夏休みに娘のところへ遊びに行ったとき，娘と孫が駅に迎えにきてくれたが，顔がよくわからず，心配になったとのことです．当薬局にて添付の「ものがみえづらい方のチェックシート」にご回答いただき，受診をお勧めしたところ貴院を希望されております．
　ご多忙のおり，大変恐縮ですが，貴科的のご高診を賜りますよう，よろしくお願いします．

現在の服用薬

オルメサルタンOD錠20 mg	1錠	朝食後
アトルバスタチン10 mg	1錠	朝食後

備考

アレルギー歴　：なし
副作用歴　　　：なし

ンターでの相談を勧めてもよいでしょう．

引用文献

1) Yasuda M et al：Nine-year incidence and risk factors for age-related macular degeneration in a defined Japanese population the Hisayama study. Ophthalmology **116**：2135-2140, 2009
2) 日本眼科学会：加齢黄斑変性［http://www.nichigan.or.jp/public/disease/momaku_karei.jsp］（2018-2-19参照）

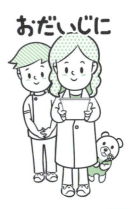

第Ⅰ部　関連機関につなぐ

4 頭が痛い

> **CASE**　Tさん　28歳　女性
>
> そらの薬局をかかりつけ薬局として利用してくださるTさんは，時々，鎮痛薬を処方されていました．今日は処方箋を持たずに来局されましたが，鎮痛薬が欲しいようです．

STEP 1　患者さんのシグナルを聴き出そう

新米：Tさん，こんにちは．今日はどうされました？

T：頭痛がするの．痛み止めはあるかしら？

新米：それはおつらいですね．時々処方箋で痛み止めが出ていましたね．

T：あら，よく覚えてくれているわね．そうなの．私，時々頭痛がするのよ．今日はいつもよりひどくて，吐き気もするの．

新米：え！　今回は吐き気も！　それは大変ですね．

T：そうなの．いつもはお医者さんにかかるんだけど，吐き気がつらいからすぐに治したくてきたの．何か薬はあるかしら？

新米：Tさん，ここ数週間で頭をぶつけたりしたことはありますか？

T：いいえ．ないわよ．

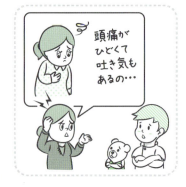

ベテランのアドバイスを聞いてみよう

新米：Tさん，頭痛に効く薬が欲しいそうです．今日はいつもより痛みがひどくて，吐き気もあるとおっしゃっていました．

蔵前：新米さん，頭痛の方がいらしたときにはじめに気をつけないといけないことは何ですか？

新米：その頭痛が基礎疾患のない一次性か，ほかの疾患に起因する二次性かを見極めることです．

蔵前：そうですね．多くの場合は一次性頭痛ですが，たとえば「これまで経験したことのない痛み」を訴えてこられた場合や，ご本人が痛みで動けない場合は重篤な二次性頭痛である可能性が高いので注意が必要です．では，頭痛を伴う疾患を確認してみましょう（表1）．下線をつけた7つの疾患はシグナル（特徴や初期症状）をよく覚えておきましょう（表2）．

● 頭痛症状の鑑別のポイント

表1　頭痛を伴う疾患

<u>片頭痛</u>，<u>緊張型頭痛</u>，<u>群発頭痛</u>，三叉神経痛，うつ病，脳血管障害（<u>くも膜下出血</u>，<u>脳内出血</u>，<u>脳梗塞</u>など），<u>髄膜炎</u>，<u>脳炎</u>，脳症，脳腫瘍，高血圧脳症，急性緑内障発作，急性副鼻腔炎

表2　頭痛の原因となりやすい疾患のシグナル

疾患		シグナル
一次性頭痛	片頭痛	拍動する痛み（ズキズキ，ドックンドックン）
		動くと悪化する
		悪心・嘔吐を伴う場合もある
		光・音・においに敏感になる
		前兆がある場合もある

次頁に続く

疾患		シグナル
一次性頭痛（つづき）	緊張型頭痛	締めつけられるような痛み
		動いても悪化しない
		肩こりを伴う
	群発頭痛	眼球をえぐられるような痛み
		数日から数週間持続（群発）
二次性頭痛	くも膜下出血	発症時間が特定できることが多い
		これまで経験したことのない痛み
		頭を動かすと痛みが増強する
	脳内出血，脳梗塞	片麻痺，構語障害などが急激に発現する
	髄膜炎，脳炎	高熱
		強い頭痛
		頭を動かすと痛みが増強する
	急性緑内障発作	患眼側の頭痛
		夜～明け方，暗所で悪化

新米：鑑別のポイントは理解できました．Tさんは普段頭痛を鎮痛薬で対処している方なので，一次性頭痛ではないかと考えています．

蔵前：そうですね．Tさんは二次性頭痛は除外できそうですね．ただ，Tさんの症状をもう少し詳しく把握したいですね．

 患者さんの症状を把握しよう

蔵前：Tさんは一次性頭痛と考えられますので，痛みの程度や経過を聞きましょう．頭痛外来でも使用される片頭痛スクリーナー（表3）やheadache impact test（HIT-6）（表4）など，いくつかの聞き取りリストがありますので，それらを参考にしてもよいでしょう．また，見逃してはいけない二次性頭痛の鑑別（図1，2）のアルゴリズムもありますので，今後の参考にしてください．

新米：わかりました．Tさんには片頭痛スクリーナーを勧めてみます．

● 薬局でできる頭痛のチェック

①二次性頭痛の除外（表5）
まずは一刻を争う二次性頭痛を除外することからはじめましょう．

②片頭痛スクリーナー（表3）
4つの簡単な質問からなり，薬局でも簡便に使用できます．

③HIT-6（表4）
頭痛による生活支障度を客観的に評価できます．

表3　片頭痛スクリーナー

1) 歩行や階段の昇降など日常的な動作によって頭痛がひどくなることや，あるいは動くよりじっとしているほうが楽だったことはどのくらいありましたか？ □なかった　□まれ　□ときどき　□半分以上	
2) 頭痛に伴って吐き気がしたり，または胃がムカムカすることがどのくらいありましたか？ □なかった　□まれ　□ときどき　□半分以上	
3) 頭痛に伴ってふだんは気ならない程度の光がまぶしく感じることがどのくらいありましたか？ □なかった　□まれ　□ときどき　□半分以上	
4) 頭痛に伴ってにおいがいやだと感じることがどのくらいありましたか？ □なかった　□まれ　□ときどき　□半分以上	

1)～4) の4項目のうち，2項目以上で「ときどき」または「半分以上」と回答した場合では片頭痛の可能性が高くなる．ただし確定診断では，国際頭痛学会の診断基準を満たしていることが必要となる．

[Takeshima T et al：Population-based door-to-door survey of migraine in Japan：the Daisen study. Headache **44**：8-19, 2004 より引用]

表4 HIT-6

頭痛についてあなたがどのように感じているか，またどのようなことに支障をきたしているかを，正確に表現し伝えることをお手伝いするためにつくられました．次の1)〜6)の質問で，もっともあてはまるものをチェックしてください

---

1) 頭が痛いとき，痛みがひどいことがどれくらいありますか？

　□まったくない　□ほとんどない　□時々ある　□しばしばある　□いつもそうだ

2) 頭痛のせいで，日常生活に支障が出ることがありますか？（たとえば，家事，仕事，学校生活，人付き合いなど）

　□まったくない　□ほとんどない　□時々ある　□しばしばある　□いつもそうだ

3) 頭が痛いとき，横になりたくなることがありますか？

　□まったくない　□ほとんどない　□時々ある　□しばしばある　□いつもそうだ

4) この4週間に，頭痛が原因で疲れてしまって，仕事やいつもの活動ができないことがありましたか？

　□まったくない　□ほとんどない　□時々ある　□しばしばある　□いつもそうだ

5) この4週間に，頭痛のせいでうんざりしたり，イライラしたりしましたか？

　□まったくない　□ほとんどない　□時々ある　□しばしばある　□いつもそうだ

6) この4週間に，頭痛のせいで仕事や日常生活の場で集中できないことがありましたか？

　□まったくない　□ほとんどない　□時々ある　□しばしばある　□いつもそうだ

- まったくない（まったくなかった）：6点
- ほとんどない（ほとんどなかった）：8点
- 時々ある（時々あった）：10点
- しばしばある（しばしばあった）：11点
- いつもそうだ（いつもそうだった）：13点

78点が最高点，36点が最低点，50点以上で日常生活に何らかの影響が出ていると考える

[Kosinski M et al：A six-item short-form survey for measuring headache impact：the HIT-6. Qual Life Res **12**：963-974, 2003 より引用]

表5 二次性頭痛を疑うポイント

1) 突然の頭痛
2) 今まで経験したことがない頭痛
3) いつもと様子の異なる頭痛
4) 頻度と程度が増していく頭痛
5) 50歳以降に初発の頭痛
6) 神経脱落症状を有する頭痛（麻痺，視力視野異常，意識の変容，痙攣など）
7) 癌や免疫不全の病態を有する患者の頭痛
8) 精神症状を有する患者の頭痛
9) 発熱・項部硬直・髄膜刺激症状を有する頭痛である

[Evans RW：Diagnostic testing for migraine and other primary headaches. Neurol Clin **27**：393-415, 2009 より引用]

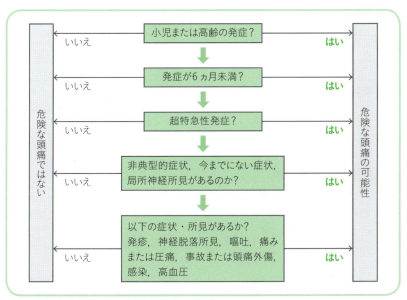

図1 危険な頭痛の簡易診断アルゴリズム
[日本神経学会ほか（監修）：慢性頭痛のガイドライン 2013, p24, 医学書院, 東京, 2013 より許諾を得て転載]

第Ⅰ部　関連機関につなぐ

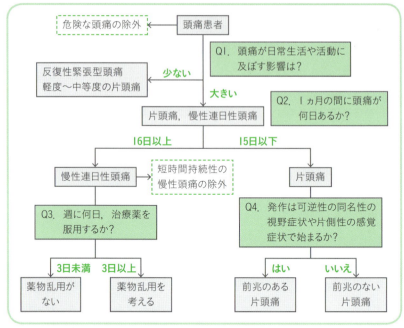

図2　頭痛患者のスクリーニング
[Dowson AJ et al：Managing chronic headaches in the clinic. Int J Clin Pract 58：1142-1151, 2004 より引用]

> **コラム　片頭痛の前兆**
>
> 片頭痛といえば，前兆があると思いがちですが，日本における全国調査では片頭痛の年間有病率は8.4%，そのうち前兆ありは2.6%，前兆なしが5.8%と報告されています[1]．片頭痛は必ずしも前兆を伴わないことを覚えておきましょう．

薬局から専門機関につなげよう

新米：Tさん，片頭痛スクリーナーにご記入いただき，ありがとうございました．痛いのは頭のどのあたりでしょう？　また，痛みはどんな感じで痛みますか？

T：いつもと同じように頭の右側がドックンドックンと痛いの．

新米：光がまぶしく感じるようですね．

T：朝，テレビをみていたんだけど，映画の宣伝で光線の強いシーンが「まぶしいな」と思っていたらなんとなくおかしくなってきてね．だんだんひどくなっているのよ．

新米：それは大変ですね．頭痛以外に吐き気もあるとおっしゃっていましたが…．

T：そうなの．今回は痛みもつらいけど，吐き気もしてね．あまり吐き気もすることはなかったから，早く薬を飲もうと思ったんだけど，ちょうどこの前お医者さんから出してもらった薬がなくなってしまったから，あわててきたの．

新米：そうでしたか．あと，動くより，じっとしていたほうが楽ですか？

T：ええ．いつも動くと痛みが強くなるんだけど，今回もそうだわ．

新米：Tさん，吐き気とまぶしさを伴うドックンドックンとした頭痛の場合，片頭痛が疑われます．Tさんはずっと内科で鎮痛薬を出してもらっているので，一度，頭痛外来などの専門科を受診されてみてはいかがでしょうか？

T：頭痛外来？

新米：はい．Tさんのように，片頭痛で悩まれている方の専門外来になります．この近くですと，Jクリニックに頭痛外来があります．痛みが起こった場合に痛みの程度にあわせて対処法を記したフローチャートを配布しているところもありますよ．また，頭痛ダイアリー（図3）といった症状の経過を記録できるものもおすすめです．もしよかったら，Tさんの症状や今までの処方薬について記載した**紹介状**をお書きしますが，いかがでしょうか？

T：紹介状を書いてくださるの？　薬剤師さんに専門的に書いていただけると助かるわ．是非お願いします．今度，紹介状を持って頭痛外来に行ってみます．

第Ⅰ部　関連機関につなぐ

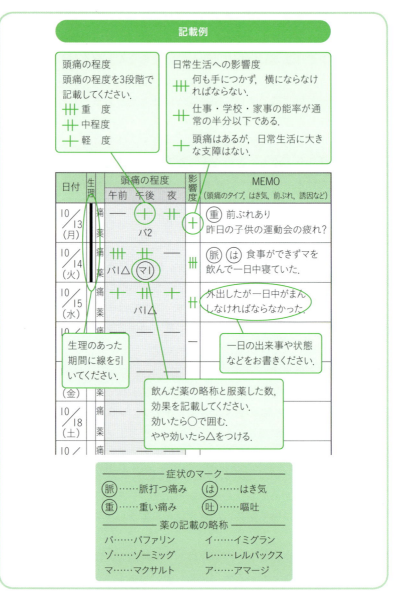

図3　頭痛ダイアリーの記載例
［坂井文彦（監修）：頭痛ダイアリー（http://www.jhsnet.org/pdf/headachediary.pdf）（2018-2-19参照）より許諾を得て転載］

紹介状（情報提供書）

医療法人■■会　Ｊクリニック　頭痛外来
前沢●●先生　御侍史

平成30年3月14日
東京都台東区蔵前 x-x-x
そらの薬局
電話 03-xxxx-xxxx
薬剤師　蔵前みどり

患者氏名	TO殿	性別	女性
患者住所	東京都台東区三筋〇-〇-〇	電話番号	03-△△△△-△△△△
生年月日	平成元年4月10日（28歳）	職業	会社員

紹介目的

頭痛についてのご精査・ご加療のご依頼

主訴および当薬局での経過

いつも大変お世話になっております．当薬局で不定期に下記処方を調剤している方です．悪心と頭痛を訴えています．以前より頭痛の訴えがあり，鎮痛薬を頓服で服用しています．今回，いつもより強い痛みと悪心を伴っているため，受診をお勧めしました．頭部外傷の疑いはありません．痛みは拍動性であり，片側性（右）です．テレビからの強い光が誘因となっているとのことです．動くことで，痛みの増強があります．

ご多忙のおり，大変恐縮ですが，貴科的ご高診を賜りますよう，よろしくお願いします．

現在の服用薬

ロキソニン錠60 mg	3錠	頓用
ムコスタ錠100 mg	3錠	頓用

備考

アレルギー歴　：なし
副作用歴　　　：なし

薬局からつなげる専門機関

①神経内科

　頭痛の原因はさまざまですが，まず受診すべき専門医は神経内科医です．かかりつけ医から紹介してもらうか，神経内科専門医の開業医を紹介しましょう．

②頭痛外来

　コントロール不良の頭痛の場合は，頭痛外来を紹介しましょう．頭痛外来は，内科，神経内科，脳神経外科などが行っており，慢性頭痛専門の診療科です．

③脳神経外科

　頭部外傷の既往がある場合や突然発症した頭痛，半身麻痺やしびれなどの神経障害を伴う頭痛などの場合は，脳神経外科を紹介しましょう．

④眼　科

　目の痛み，視力障害を伴う頭痛の場合は，眼科を紹介しましょう．

⑤耳鼻咽喉科

　鼻汁，鼻閉感，前頭部痛などの症状を伴う頭痛の場合は，耳鼻咽喉科を紹介しましょう．

⑥心療内科/精神科

　慢性の頭痛で，うつ症状や不眠などの精神疾患を疑わせる症状があれば，心療内科もしくは精神科を紹介しましょう．

⑦総合診療科

　うつ症状や不眠を伴う頭痛の場合の初診窓口として紹介しましょう．必要に応じ，各専門科につないでくれます．

⑧ペインクリニック

　慢性頭痛のなかでも三叉神経痛や整形外科疾患と診断されているが通常の治療で痛みが取れない場合は，ペインクリニックを紹介しましょう．

⑨婦人科/女性科

　月経や更年期など，ホルモンバランスの変動が頭痛の誘因になっている場合は婦人科/女性科を紹介しましょう．

引用文献
1) Sakai F et al：Prevalence of migraine in Japan：a nationwide survey. Cephalalgia **17**：15-22, 1997

5 少し歩くと息切れがする

> **CASE**　Tさん　68歳　男性
>
> 　そらの薬局をかかりつけ薬局として利用してくださるTさんは，いつも楽しい話でスタッフを楽しませてくれる愉快な患者さんです．数年前，かぜをこじらせて痰が続いているとのことで相談を受けて以来，咳や痰の症状で，時々OTC医薬品の去痰薬やトローチ・のど飴を求めに来局するようになりました．
> 　近ごろいらっしゃらないので気にかけていたところ，Tさんがつらそうに来局されました．なんだかいつものTさんと様子が違います．

患者さんのシグナルを聴き出そう

新米：Tさん，しばらくこられませんでしたが，咳の調子いかがですか？

T：それがね，あまり調子がよくないんだわ．咳も痰も相変わらずだけど．

新米：どうされたんですか？

T：近ごろ，軽い坂道や階段をのぼっただけで息切れしてね．年のせいかなあ．

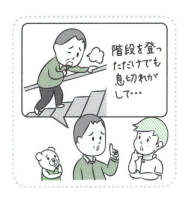

新米：平地を歩いていても息が切れるんですか？

T：以前から急な坂道をのぼったときや，ハイキングに行ったときにほかの人についていけなかったんだけどね．最近は平地でも10分くらい歩くと，途中休憩が必要になるってわけさ．昔は

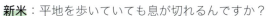

足には自信があったのに．ああ，年は取りたくないなあ．何か元気になるいい薬はないかな？

 ベテランのアドバイスを聞いてみよう

新米：久しぶりに来局されたTさんの様子がなんだか変なんですよ．心配だなあ．

蔵前：あらあら．Tさんが来局されたって，さっきまで喜んでいたのにね．ところでどんな具合だったの？

新米：少し歩くと息切れするそうなんです．顔色もさえないし，今日は得意のダジャレも聞けませんでした．

蔵前：息切れねえ…．息切れというと，どのような疾患が考えられますか？

新米：Tさんは年のせいだとおっしゃっていましたが，そうでしょうか．

蔵前：年齢を重ねると，年のせいで片づけてしまいがちだけど，そこに重大な疾患が隠れている恐れもあるので，注意が必要ですよ．

新米：そうですね．

蔵前：息切れは，呼吸器以外の疾患でも起こることがありますね．どのような疾患があるか，確認してみましょう（表1）．下線をつけた6つの疾患はシグナル（特徴や初期症状）をよく覚えておきましょう（表2）．

● 息切れ症状の鑑別のポイント

表1　息切れの原因となりやすい疾患

COPD，心不全，気管支喘息，肺感染症，重症貧血，肺癌（転移性肺癌を含む），自然気胸，脳梗塞，急性心筋梗塞，心筋症，間質性肺炎，縦隔腫瘍，甲状腺機能亢進症，不安障害などの精神疾患

表2　息切れの原因となりやすい疾患のシグナル

疾患	シグナル	疾患	シグナル
COPD	年齢が40歳以上	肺感染症	発熱
	長年の喫煙習慣		咳痰が続く
	労作性の呼吸困難		呼吸が早く，浅い
	長く続く咳や痰		呼吸困難
	ビア樽状の胸郭		全身倦怠感
	口すぼめ呼吸	重症貧血	動悸や息切れする
心不全	発作性の夜間呼吸困難		めまいや立ちくらみがある
	仰向けに寝ると苦しく，体を起こすと楽になる（起坐呼吸）		疲れやすい
			爪がうすくなり，反り返る（スプーン爪）
	疲労感脱力		顔色が悪い，チアノーゼ
	四肢の冷感下肢のむくみ	肺癌	血痰
	頸動脈の怒張		体重減少
気管支喘息	発作性の咳や痰		息切れ
	夜間や早朝に咳き込んで目を覚ます		
	夜間早朝の喘鳴		
	ヒューヒューといった喘鳴がある		
	運動をすると息苦しい		

新米：同じ息切れでも，疾患のシグナルが少しずつ異なっていますね．Tさんは喫煙されているようですし，咳・痰も続いているので，Tさんの息切れは，慢性閉塞性肺疾患（chronic obstructive pulmonary disease：COPD）のシグナルではないでしょうか？

蔵前：そうですね．もう少し詳しくTさんの症状を把握できるとよいですね．

STEP 3　患者さんの症状を把握しよう

蔵前：Tさんの症状には咳や痰もあるので，喘息の可能性も考えられますね．既往やアレルギー歴に，幼少期の喘息やアトピー性皮膚炎がないか確認しておきましょう．

新米：はい．喫煙についても詳しくお聞きしたほうがよいですか．

蔵前：そうですね．喫煙をはじめた年齢や，1日の喫煙本数など，質問表もいくつかあるので，Tさんの同意をいただいて，利用するとよいですね．

● 薬局でできるCOPDのチェック

①COPD集団スクリーニング質問票（COPD-PS™）

　COPD-PSは年齢や喫煙歴・症状など，簡単な5つの質問に答えることで，COPDの可能性があるかを調べられる質問票です［http://www.gold-jac.jp/support_contents/img/COPD-PS.pdf（2018-2-27参照）］．そのほかにも，診断などで用いる質問票が多数あります．

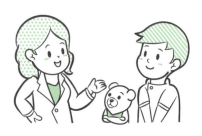

②修正MRC(mMRC)質問票[1]

日常生活における,息切れなど呼吸困難を評価する質問票です.

③International Primary Care Airways Group(IPAG)質問票[2]

COPD関連症状と危険因子を測定する質問票です.

> **コラム　COPDとスパイロメトリー検査(呼吸機能検査)**
>
> COPDの診断にはまずスパイロメトリーによる検出が必要です.この検査は比較的簡単にみえますが,判定がむずかしいため,専門の医療機関で行いましょう.地域の健康フェア・健康祭りのイベントによく行われる肺年齢チェックは,スパイロメトリーの測定結果をもとに算出していますが,やや正確性に欠けますので参考値くらいに考えてください.ただし,喫煙されている方には,禁煙指導とあわせて行うと,とても効果的です.
> COPDは日本人男性の死亡原因の8位(2015年)[3]となっており,年々増加傾向にあります.COPDという疾患の認知度が低いため,正しく診断され治療を受けている患者は全体の10%[4]にも満たないのが現状です.

薬局から専門機関につなげよう

新米：Tさん,質問票にご記入いただきありがとうございました.

T：どうでしたか？

蔵前：質問票の結果では,Tさんは合計点が7点でしたので,今の息切れなどの原因は,慢性閉塞性肺疾患,いわゆるCOPDによるものかもしれません.

T：ええっ！？　COPDって何ですか？　聞いたことないなあ.

蔵前：COPDはたばこなどの有害物質を吸い込むことで,慢性的に炎症が起き,空気の流れが悪くなることで,呼吸困難などの症状がみられる病気です.

T：そんなに恐ろしい病気なんですか？　薬を飲めば治るの？

蔵前：残念ながら,いったん悪くなった肺機能を回復させるのはとてもむずかしいといわざるを得ません.でも早期に対応することで,症状をコントロールすることはできます.また,Tさんの

症状からはCOPDが一番疑わしいのですが，そのほか貧血，心不全，肺癌なども否定できませんので，ぜひ早めに病院を受診してくださいね．

T：ありがとう．でも困ったなあ．医者にはあんまりご縁がなくって．どこへ行けばよいのやら…．

蔵前：そうですね．Tさんはかかりつけ医をお持ちでないので，この機会につくられるとよいですね．ひとまず，しっかり検査していただくために専門の呼吸器内科をご紹介します．私どもで**紹介状**をお書きしますので，C呼吸器内科医院の野火止先生のところへ行かれてはいかがでしょうか？．

T：ありがとう．病院はいやだけど，苦しいのはつらいんでね．行ってみます．

蔵前：それからTさん，この機会に禁煙してみませんか．

T：えっ？　禁煙？　ちょうどタバコを吸うと苦しくなるので，本数も減ってきたところだしなあ．長い付き合いのタバコが止められるもんかねえ．

蔵前：大丈夫ですよ．まずは野火止先生に相談してくださいね．薬局のスタッフ一同，Tさんの禁煙を応援してますから．

T：ありがとう．頑張ってみるよ．

● **薬局からつなげる専門機関**

①呼吸器内科

　かかりつけ医への紹介が一般的ですが，確定診断に必要なスパイロメトリーを正確に実施できる呼吸器内科専門医につなぐことが必要です［日本呼吸器学会：施設検索（http://www.jrs.or.jp/modules/shisetsu/）（2018-2-19参照）］．

②禁煙外来

　COPDでは完全禁煙が必須です．禁煙外来がある呼吸器専門医を紹介するとよいでしょう［日本禁煙学会：全国禁煙外来・禁煙クリニック一覧（http://www.nosmoke55.jp/nicotine/clinic.html）（2018-2-19参照）］．

引用文献

1) 日本呼吸器学会（編）：COPD（慢性閉塞性肺疾患）診断と治療のためのガイドライン第4版，p33-34，日本呼吸器学会，東京，2013
2) International Primary Care Airways Group（IPAG）：慢性気道疾患プライマリケア医用ガイド2005（IPAG診断・治療ハンドブック日本語版）（http://www.med.kobe-u.ac.jp/asthma/medic/images/ipag.pdf）（2018-2-19参照）
3) GOLD日本委員会：(http://www.gold-jac.jp/about_copd/)（2018-2-19参照）

参考文献

1) 健康の森 COPD：日本医師会ホームページ（http://www.med.or.jp/forest/check/copd/）（2018-2-19参照）
2) 環境再生保全機構：慢性閉塞性肺疾患（COPD）基礎知識（https://www.erca.go.jp/yobou/zensoku/copd/index.html）（2018-2-19参照）

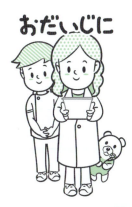

紹介状（情報提供書）

医療法人●●会　C呼吸器内科医院
野火止■■先生　御侍史

平成30年4月10日
東京都台東区蔵前 x-x-x
そらの薬局
電話 03-xxxx-xxxx
薬剤師　蔵前みどり

患者氏名	TO殿	性別	男性		
患者住所	東京都台東区寿○-○-○			電話番号	03-△△△△-△△△△
生年月日	昭和25年3月3日（68歳）			職業	無職

紹介目的

　息切れについてのご精査・ご加療のご依頼

主訴および当薬局での経過

　いつも大変お世話になっております．長く続く咳，痰の症状のため，OTC医薬品の購入を目的に当薬局にこられる方です．近ごろ，少し歩くと息切れするとの訴えがあり，喫煙習慣もある方（喫煙指数800）でしたので，当薬局にてCOPD集団スクリーニング質問票（COPD-PS™）にご記入いただきましたところ，7点でした．医師の受診をお勧めしたところ貴院での受診を希望されております．
　ご多忙のおり，大変恐縮ですが，貴科的ご高診を賜りますよう，よろしくお願いします．

現在の服用薬

　アリナミンA25（OTC）

備考

　　アレルギー歴　：なし
　　副作用歴　　　：なし

6 肌にピリピリした痛みがある

CASE　Bさん　60歳　女性

　そらの薬局をかかりつけ薬局として利用してくださるBさんは，そらの薬局にほど近いパン屋さんで売り場の仕事を長年続けています．老眼がはじまったころから，首や肩に痛みを感じて，整形外科に通うようになりました．ロキソプロフェンナトリウム水和物のテープ剤と，ビタミンD$_3$製剤を定期的に処方され，きちんと継続されています．目の疲れを感じると，ビタミンB$_{12}$入りのOTC医薬品の目薬も使用しています．
　2ヵ月前に長女が出産し，長女のもとに通って娘と孫の面倒もみることになり，さらに多忙に過ごしておられたところです．

STEP 1　患者さんのシグナルを聴き出そう

B：新米さん，脇腹がピリピリして痛いのよね．何か痛み止めの飲み薬はないかしら．25年ぶりに，赤ん坊をお風呂に入れたり，おむつを替えたり．筋肉痛だと思うのよ．貼り薬は，整形外科でもらったのがあるわ．

新米：いつごろから痛みがありますか．急に無理な姿勢などされましたか．

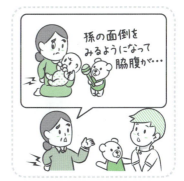

49

第Ⅰ部　関連機関につなぐ

　　B：昨日から，かゆいような，ムズムズするような気がして…．今日は，ピリピリした感じで痛いのよね．だんだん我慢できなくなって．
新米：赤くなったり腫れていたりはしませんか．
　　B：うーん…．

　ベテランのアドバイスを聞いてみよう

新米：Bさん，脇腹が痛いとおっしゃるのですが，女性に肌をみせていただくのは抵抗があって．
蔵前：皮膚に何かあるかもと新米くんは感じたんですね．わかったわ．私がBさんに患部をみせていただくよう，お願いしてみましょう．（Bさんを相談コーナーの奥に案内し，服をめくっていただいたところ，腫れなどはなかったが，小さい赤い発疹が3つできていた）
新米：発疹ができていたのですか．赤ちゃんや産後の方に感染する可能性がありますか．
蔵前：まだ発疹が増えるかもしれないし，いろいろな可能性が考えられますね．ムズムズするかゆみや，ピリピリした痛み，発疹などが現れる疾患を確認してみましょう（表1）．
新米：むずかしいですね…．
蔵前：下線をつけた4つの疾患はシグナル（特徴や初期症状）をよく覚えておきましょう（表2）．

● 肌の痛みの鑑別のポイント

表1　赤み，かゆみ，痛みを発生しやすい皮膚疾患

帯状疱疹，単純疱疹，接触性皮膚炎，虫刺性皮膚炎，熱傷，ビタミン欠乏症皮膚炎，関節リウマチ

50

6 肌にピリピリした痛みがある

表2 赤み，かゆみ，痛みを発生しやすい皮膚疾患のシグナル

疾患	シグナル
帯状疱疹	左右対称ではなく，片側に発生する
	ピリピリした痛みを伴う．発疹の増加とともに痛みが増し，寝込むほどの激痛になることもある
	赤く盛り上がった発疹ができる．水泡，化膿，かさぶた状になる部分もある
	発疹が出る前に，軽いかゆみや，ヒリヒリした感じなど，皮膚に違和感があることが多い
単純疱疹	主に，唇，目の周り，陰部などに発生しやすい
	痛みのある小さな水泡ができる．痛みの程度は帯状疱疹より軽い
	感染性が高く，また，再発を繰り返すことが多い
	発疹は1個から複数個できる
接触性皮膚炎	皮膚の一部に限定してできる．原因物質が接触した部位に発疹が集中する
	強いかゆみがある．痛みは引っ掻きすぎや感染により生じることもある
	時間が経っても自然に治ることは少ない
虫刺性皮膚炎	6〜9月に多くみられる
	衣服で隠れていない部分に発疹が出ることがほとんどである
	発疹の形は，丸く小さいものから，大きく腫れているものまでさまざまである
	木の葉など，虫の毒素に触れて接触性皮膚炎を併発していることもある

新米：鑑別のポイントは理解できました．Bさんは，片方の脇腹にだけ発疹ができていますし，痛みが強いようですので，帯状疱疹のシグナルではありませんか？

蔵前：発疹だけみると，虫刺されや単純疱疹の可能性もあると思いますが，痛みが強いことから，帯状疱疹の疑いがありますね．

STEP 3 患者さんの症状を把握しよう

蔵前：新米くん，Bさんに一番必要なことは何でしょうか？

新米：帯状疱疹の治療は，OTC医薬品では無理ですよね．だから…，病院に行っていただかないと．

蔵前：そうですね．皮膚科に行っていただくよう，お勧めしないといけません．そのためにも，帯状疱疹という疾患について，もう一度，おさらいしましょう．

コラム　帯状疱疹

①どうして発症するの？
水痘（水疱瘡）にかかると，治った後も水痘ウイルスが，神経のなかに潜伏します（幼少期に水痘にかかっていることが多いですが，なかには水痘の既往がはっきりしない方もいます）．年月を経て，ストレス，加齢，抗悪性腫瘍薬治療などにより免疫力が低下することで，ウイルスが再活性化して，帯状疱疹を発症します．神経に沿って皮膚炎と神経痛を起こします．

②治療には時間がかかるの？
抗ウイルス薬を5～7日間飲みます．2～3日で効果がみられない場合や症状が強い場合は点滴治療をすることもあります．

③ほかの人に感染したりしますか？
まだ水痘にかかっていない人に感染すると，水痘を発症することがあります．とくに予防接種をしていない小さいお子さんは注意が必要です．

④仕事は休まなくてはいけないの？
帯状疱疹を発症するときは，疲れやストレスで免疫力が落ちていることが多いです．また，痛みがあることもストレスになります．なるべく，自宅で安静にすることが好ましいです．

新米：Bさんは生まれたばかりのお孫さんの世話と仕事で疲れているとおっしゃっていました．お孫さんへの感染も心配ですね．

蔵前：少しでも早く受診していただきましょう．

 薬局から専門機関につなげよう

新米：Bさん，お待たせしました．肌までみせていただいて申し訳ありません．今日は，お仕事は何時までですか？

B：夕方4時までよ．それまで鎮痛薬を飲んで，がんばらなくちゃね．

蔵前：さきほど，お体をみせていただいたら，脇腹に小さい発疹ができていました．痛みもあるようですし，帯状疱疹の可能性が高いです．帯状疱疹は日に日に症状が悪化して，さらに痛みが増す可能性があります．また，もともとは水痘のウイルスが体に潜んでいて，疲れたときに出てくる病気なので，小さいお子さんに移って水痘になることもあります．なるべく早く受診されることをお勧めします．

B：いつもの整形外科は，すごく混んでいて．

新米：帯状疱疹は本来は皮膚科の病気なので，皮膚科を受診したほうがよいと思いますが，内科でも大丈夫です．まずはかかりつけのA内科クリニックの東本先生のところへ行ってみてはいかがですか？

B：重いものをたくさん運んだから痛くなったのではないのね．

蔵前：おそらく違うと思います．帯状疱疹は，昔水疱瘡にかかられたときのウイルスが原因なので，お孫さんに感染すると心配です．確か，お孫さんが生まれて，最近お忙しくされていましたよね．

B：そうなの，忙しくて疲れも取れなくて．皮膚の病気の可能性があるのね，ありがとう！！ A内科クリニックに行ってみます．娘や孫のためにも，早く元気にならなくては．

新米：私どもで**紹介状**をお書きしますので，東本先生にお渡しください．

B：ありがとうございます．早速，電話で問い合わせて，行ってみますね．

● 薬局からつなげる専門機関

①皮膚科専門医

　皮膚科専門医の検索は，日本皮膚科学会のサイトより調べることができます（https://www.dermatol.or.jp/modules/spMap/）（2018-2-19参照）．

参考文献
1) 出光俊郎（編）：内科で出会う見ためで探す皮膚疾患アトラス，羊土社，東京，2012
2) MSD：メルクマニュアルプロフェッショナル［https://www.msdmanuals.com/ja-jp/］（2018-2-19参照）

紹介状（情報提供書）

医療法人●●会　A内科クリニック
東本○○先生　御侍史

平成30年4月21日
東京都台東区蔵前 x-x-x
そらの薬局
電話 03-xxxx-xxxx
薬剤師　蔵前みどり

患者氏名	BO殿	性別	女性
患者住所	東京都台東区駒形○-○-○	電話番号	03-△△△△-△△△△
生年月日	昭和32年12月20日（60歳）	職業	食品販売

紹介目的

帯状疱疹を疑いご精査・ご加療のご依頼

主訴および当薬局での経過

　いつも大変お世話になっております．肩関節周囲炎，骨粗鬆症にて当薬局で下記処方を調剤している方です．一昨日より，皮膚にピリピリした痛みがあるとのことで，OTC医薬品の消炎鎮痛薬を求めて来局されました．皮膚をみせていただいたところ，右脇腹に小さい発疹を認めました．最近お孫さんが生まれ，ご本人はお忙しいとのこと．新生児への感染のリスクなどもあり，医師の受診をお勧めしたところ，貴院での受診を希望されております．
　ご多忙のおり，大変恐縮ですが，貴科的ご高診を賜りますよう，よろしくお願いします．

現在の服用薬

エディロールカプセル 0.75 μg	1カプセル	分1	朝食後
ロキソニンテープ 50 mg	1日1枚	1日1回貼付	

備考

アレルギー歴　：なし
副作用歴　　　：なし

7 足が冷える

CASE 　Nさん　63歳　男性

そらの薬局をかかりつけ薬局として利用してくださるNさんは，不動産会社の営業職として勤務しています．喫煙歴は40年で，ストレスの多い職場で毎日の晩酌が唯一の楽しみです．10年前に会社の健康診断で高血圧と脂質異常症，糖尿病を指摘され，降圧薬と脂質異常症治療薬，糖尿病治療薬を服用しています．最近は血糖値も上がり気味で，かかりつけ医からは禁煙と休肝日をつくるようにアドバイスされていますが，定年になったらはじめるつもりとのことです．ここ数ヵ月，足が冷えて夜眠れないことが多くなっており，睡眠薬が新しく処方されました．

患者さんのシグナルを聴き出そう

新米：Nさん，今回は新しく睡眠薬が処方されています．夜眠れないことが多いのですか？

N：そうなんだよ．ストレスのせいかな．足が冷たくてなかなか夜寝つけなくて．

新米：足が冷えるのですか？　眠れないほど冷たくなるなんて，心配ですね．かかりつけの東本先生には足のことはお話ししていますか？

N：足のこと？　いや，いってないよ．だって東本先生は内科医だろ？　ストレスで夜眠れないことが多いって話をしたら，試し

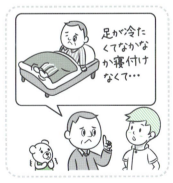

55

に睡眠薬を飲んでみましょうっていわれたよ．これで眠れるようになるとよいけど．そういえば，この近くでよい皮膚科の先生知ってる？ 冷えのことだから皮膚科に行ったほうがよいのかなと思ってね．

新米：皮膚科ですか．蔵前が詳しいので，確認してきますね．ただ，足が冷える原因は身体のなかにあるかもしれないですよ．次回受診のときには必ず東本先生に足が冷えることをお伝えしてくださいね．

STEP 2 ベテランのアドバイスを聞いてみよう

新米：今いらっしゃっているNさんに，よい皮膚科の先生を教えて欲しいとご相談を受けたのですが….

蔵前：Nさんの足が冷えるという訴えに対して皮膚科を紹介してよいものか悩んでいるんですね．

新米：足が冷えるのは単に足だけに原因があるのではないと思って．

蔵前：足が冷える原因にはさまざまな疾患がありますね．何か思いつくものはありますか？

新米：男性にも「冷え性」ってあるのでしょうか？ Nさんは高血圧や脂質異常症がありますし，最近は血糖値も高いっておっしゃってたし….基礎疾患も足が冷えるという訴えに関係があるのではないかと思われます．

蔵前：足が冷える原因となりやすい疾患を確認してみましょう（表1）．下線をつけた5つの疾患はシグナル（特徴や初期症状）をよく覚えておきましょう（表2）．

● 足の冷えの鑑別のポイント

表1 足が冷える原因となりやすい疾患

| 慢性下肢動脈閉塞症，糖尿病性神経障害，坐骨神経痛，椎間板ヘルニア，脊柱管狭窄症，下肢静脈瘤，深部静脈血栓症，自律神経失調症，更年期障害 |

表2 足が冷える原因となりやすい疾患のシグナル

疾患	シグナル
慢性下肢動脈閉塞症	足が冷える
	歩くと（とくに坂道）ふくらはぎにこりや痛みを感じる（びっこを引いたような歩き方）
	安静時でも足の痛みを感じる
	皮膚の色が悪い（紫色）
	喫煙歴がある
	動脈硬化を起こす疾患を持っている
糖尿病性神経障害	糖尿病治療中もしくは血糖値が高い
	爪があまり伸びない
	傷が治りにくい
	両足先や足底がジンジン，ビリビリする
	足の感覚がない
坐骨神経痛	腰痛がある
	お尻から腰，太ももの後ろ，すね，足先にビリビリとした電気のような痛みが走る
	腰を動かすと痛みが強くなる
	足が痛み，少し歩くと歩けなくなる
	安静にしていてもお尻や足が痛む
椎間板ヘルニア	片側だけに足の痛みがある
	お尻から足にかけて激しい痛みがある（激痛）
	せきやくしゃみをしただけでも足が痛い
	足に力が入りにくい
	背骨が横に曲がり，重いものを持ったりすると痛みが強くなる
脊柱管狭窄症	足に力が入らない
	症状が進行すると，肛門周囲がほてったり，尿が出にくくなることがある
	症状の進行により尿漏れを起こすことがある

新米：鑑別のポイントは理解できました．Nさんはもともと高血圧，脂質異常症，糖尿病治療中ですし，喫煙歴もあります．足が冷えるのは慢性下肢動脈閉塞症のシグナルではないでしょうか．

蔵前：確かにNさんとのやり取りを聞いていると，慢性下肢動脈閉塞症の疑いがありますね．しかし，鑑別のポイントをみてわかるように似たようなシグナルが多いのもこの疾患の特徴でもあります．Nさんの症状をもう少し詳しく把握したいですね．

> **コラム　慢性下肢動脈閉塞症**
>
> 慢性下肢動脈閉塞症は末梢動脈疾患（PAD）の1つで，閉塞性動脈硬化症やバージャー病などがありますが，ほとんどは閉塞性動脈硬化症です．原因は加齢もありますが糖尿病，高血圧，脂質異常症など生活習慣病，喫煙歴などがあると動脈の内側にコレステロールがたまったり，高血糖状態などによって血管に負担がかかり，硬くもろくなります．血管が狭くなって血流が悪くなり，「動脈硬化症」と呼ばれる状態になります．この動脈硬化によって血管内膜に傷が入り，それを修復するために血小板が集まって塊を形成することから内腔の狭窄が起こります．

STEP 3　患者さんの症状を把握しよう

蔵前：Nさんの足の状態をみましたか？

新米：いいえ，いつもスーツでこられるので足の状態はみたことはありません．

蔵前：それでは，可能であれば，足の状態をみせていただきましょう．また，歩き方にも注目してみましょう．慢性下肢動脈閉塞症は無症状であることも多く，ほかの疾患とシグナルが類似する点もあり，医療機関での診断が不可欠です．

● 薬局でできる慢性下肢動脈閉塞症のチェック

来局されるときの薬局内の歩き方などにも注意してみましょう．

①間欠性跛行

間欠性跛行とは，歩行などで下肢に負荷をかけると次第に下肢の疼痛，

しびれ，冷えなどを感じ，一時休息することにより，症状が軽減する状態をいいます．びっこを引いたような歩行になることも少なくありません．慢性下肢動脈閉塞症の患者さんの30％に起こる症状といわれています．歩きはじめると主にふくらはぎに疲れやだるさ，こむら返りが起こることがありますが，少し休むと痛みが軽くなったり，症状がおさまります．

② **慢性下肢動脈閉塞症の特徴**

慢性下肢動脈閉塞症の危険因子を数多く持つ患者さんは，症状の訴えがなくても専門機関での検査が必要な場合があります．症状がある患者さんで危険因子が1つでもあれば慢性下肢動脈閉塞症の疑いがあります．この疾患の特徴（表3）をおさえておくことが大切です．

③ **足の様子をみてみましょう**

患者さんの同意があれば足の様子をみせてもらいましょう（表4）．

表3　慢性下肢動脈閉塞症の特徴

性別・年齢	男性，高齢者（70歳以上）
好発閉塞部位	下肢の中・大動脈
疼痛部位	腓腹筋
特異的初見	低HDL血症，男性の場合は勃起不全
危険因子・増悪因子	高血圧，脂質代謝異常，糖尿病，喫煙
安静時疼痛	あり
姿勢と症状	歩行停止で軽減
臨床所見	下肢の動脈を触知しないことがある
合併症	虚血性心疾患，脳血管障害，腎不全

表4　みて触れてわかる慢性下肢動脈閉塞症の特徴

- 足の色が悪い（血液循環が悪く蒼白〜チアノーゼ）
- 皮膚が冷たい，皮膚に光沢がある，皮膚が乾燥している
- 脈が触れない（足首動脈）➡ 医療機関での触診が必要

STEP 4 薬局から専門機関につなげよう

新米：Nさん，歩き方と足の様子をみせていただきありがとうございました．

N：これで何かわかるの？

蔵前：正確な診断については，お医者さんの診察を受けてからとなりますが，Nさんの歩き方をみせていただくと少しびっこを引いているような気がするのですが，歩いているときに痛んだり，何か違和感がありますか？

N：そうなんだよ．仕事で外回りをしていてもすぐに痛くなってね．

蔵前：少し休むとまた歩くことはできますか？

N：そうそう，ちょうど一服するとよくなるんだ．

蔵前：さきほどズボンをめくって足をみせていただいたのですが，少し血色が悪い感じを受けますし，やはり触るとすごく冷たいですね．

N：そうだろ？ だから足が冷たくて夜，眠れないんだよ．

蔵前：やはり，足だけの問題ではなくて，Nさんの今治療されている病気に関係している可能性が高いので，まずはかかりつけの東本先生にご相談されるのがよいかと思います．私どもで**紹介状**をお書きしますので，東本先生にお渡しください．もし専門医の受診が必要と思われれば，東本先生が紹介してくださると思いますよ．また，最近血糖値が高いともおっしゃっていましたね．血糖値が高いことも足の症状に関係しているかもしれません．フットケア外来がある糖尿病専門医を受診するとよいと思いますので，東本先生から紹介してもらってはいかがでしょうか？

N：皮膚科ではなくて糖尿病の先生にみてもらうほうがよいの？

蔵前：はい．Nさんの足の冷えは動脈が詰まってしまう慢性下肢動脈閉塞症という病気が疑われます．この病気は糖尿病，脂質異常症，高血圧，喫煙などから起こってくるといわれており，場合によっては足を切断しなければならないこともあります．

N：それは困ったなあ．いったいどうすればよいんだい？

蔵前：まずは東本先生に相談して，糖尿病の専門医と血管外科の先生を紹介してもらうのがよいと思います．

N：なぜ血管外科なんだい？

蔵前：もし，本当に血管が狭くなったり閉塞している場合は，バイパス手術といって血管をつなぐ手術が必要になることもあるためです．

N：それは大変だ．紹介状を書いてくれますか？　それを持ってもう一度，東本先生のところへ行ってみるよ．

● 薬局からつなげる専門機関

①循環器内科または心臓血管外科

Nさんのように高血圧もある患者さんの場合，慢性下肢動脈閉塞症の詳しい検査は，循環器内科で行いますが，今後の治療を考えると心臓血管外科もしくは血管外科，病院によっては一般外科を紹介しましょう．

②糖尿病専門医

下肢のしびれを呈する糖尿病患者の場合，神経障害と血行障害の両方が考えられます．また，下肢の血行障害から壊疽だけでなく足白癬，疣贅など皮膚科疾患もよくみられますので，フットケア外来のある糖尿病専門医を受診するとよいでしょう．

③フットケア外来

足の病変は，糖尿病による神経障害や網膜症などの視力障害により傷があっても気がつきにくく発見が遅れてしまう，血流障害により傷が治りづらく治癒が遅れてしまう，などが大きな要因といわれています．また，慢性下肢動脈閉塞症による間欠性跛行も，症例によっては，各科の専門医や看護師，リハビリテーション関連職種，栄養士などのチーム医療が重要になります．各職種が連携し，総合的に判断して対処できるフットケア外来を設けている病院が増えてきているので，紹介を考慮しましょう．

④整形外科

間欠性跛行の原因として多い疾患としては，坐骨神経痛，椎間板ヘルニア，脊柱管狭窄症などの整形外科疾患も少なくありません．足の冷えに加え足のしびれもある場合は，整形外科疾患を忘れないようにしましょう．

紹介状（情報提供書）

医療法人●●会　A内科クリニック
東本○○先生　御侍史

平成30年5月10日
東京都台東区蔵前 x-x-x
そらの薬局
電話 03-xxxx-xxxx
薬剤師　蔵前みどり

患者氏名	NO殿	性別	男性
患者住所	東京都台東区元浅草○-○-○	電話番号	03-△△△△-△△△△
生年月日	昭和30年4月5日（63歳）	職業	会社員

紹介目的

足の冷えについてのご精査・ご加療のご依頼

主訴および当薬局での経過

　いつも大変お世話になっております．高血圧，脂質異常症，糖尿病にて当薬局で下記処方を調剤している方です．今回睡眠薬の処方が追加されましたが，不眠症状の理由として足が冷えるとの訴えがありました．足の症状は先生にお伝えしなかったとのことでした．ご本人にお話をお伺いしたところ，間欠性跛行と思われる歩行をされており，足の状態も蒼白と思われました．血糖値も高いとのお話しもありましたので，もう一度先生にご相談されるようにお勧めしたところ，再受診を希望されております．

　ご多忙のおり，大変恐縮ですが，貴科的ご高診を賜りますよう，よろしくお願いいたします．

現在の服用薬

アムロジピン 10 mg	1錠	朝食後
アトルバスタチン 5 mg	1錠	朝食後
シタグリプチン 5 mg	1錠	朝食後
グリメピリド 0.5 mg	1錠	朝食後
ゾピクロン 7.5 mg	1錠	就寝前

備考

アレルギー歴　：なし
副作用歴　　　：なし

⑤**理学療法士**
　糖尿病代謝内科やフットケア外来のある病院では理学療法士から普段の生活において注意するべきことを教えてもらうことができます．重症化を予防するためにも相談することが重要です．

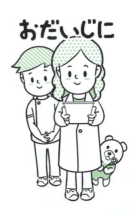

第Ⅰ部　関連機関につなぐ

8 ドキドキする

> **CASE**　Sさん　51歳　女性
>
> 　そらの薬局の近所に住むSさんは以前から不眠症状を訴えており，時々睡眠薬を近くのかかりつけ医で処方されていました．家族は夫と受験生の子どもと，最近，介護が必要となった母親との4人家族です．Sさんは一家の主婦として，パートの仕事も持ち，家庭を切り盛りする責任感が強い女性です．いつも忙しく，今日も汗をタオルハンカチで拭きながら，順番を待っています．

STEP 1　患者さんのシグナルを聴き出そう

新米：こんにちは，Sさん．最近，体調はいかがですか？

S：最近また眠れなくって，おまけにドキドキするのよね．静かにしていれば，治まるんだけど，この前は寝ていてドキドキして目が覚めちゃって，自分でもびっくりしちゃった．

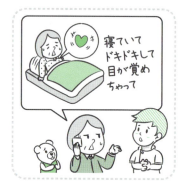

新米：Sさんは忙しいので疲れているのかも知れません．睡眠薬の効果はどうですか？

S：飲めば眠れるんだけど，癖になるといやなのでなるべく飲まないようにしているのよ．でもこのごろ疲れやすくて…．やはりちゃんと眠れないからかなって思ったので今日は受診したのよ．

新米：ほかに気になることはないですか？

S：大丈夫よ．ありがとう．

ベテランのアドバイスを聞いてみよう

新米：今日，Sさんが不眠なうえに，ドキドキするとおっしゃっていました．不整脈でしょうか？

蔵前：ドキドキするという主訴をどう捉えるかが問題ですね．一般的には動悸と考えるべきです．動悸の原因となりやすい疾患を確認してみましょう（表1）．

新米：たくさんありますね…．

蔵前：下線をつけた5つの疾患はシグナル（特徴や初期症状）をよく覚えておきましょう（表2）．Sさんの場合，性別や年齢も考慮して動悸との関連を考えてみましょう．

新米：性別と年齢ですか．そうすると更年期の問題でしょうか？

蔵前：更年期の不定愁訴と捉える以外にも考えられる疾患はあります．少し整理してみましょう．

● 動悸症状の鑑別のポイント

表1　動悸症状の原因となりやすい疾患

<u>低酸素血症（虚血性心疾患，弁膜症などの心疾患，COPD・肺炎などの肺疾患）</u>，<u>重症貧血（消化管出血，鉄欠乏性貧血など）</u>，<u>更年期障害</u>，<u>甲状腺機能亢進症</u>，<u>不整脈</u>，精神疾患（不安障害，気分障害など），重症感染症（敗血症など），薬物中毒，脱水

表2　動悸症状の原因となりやすい疾患のシグナル

疾患	シグナル	疾患	シグナル
低酸素血症	息切れ，動悸がある	重症貧血	息切れ，動悸がある
	疲れやすい		疲れやすい
	頭痛，めまいがある		頭痛，めまいがある
	チアノーゼがある		顔が青白い
	胸痛がある		便が黒い
	発熱がある		発熱がある
	体重が減る		リンパ節腫脹がある

次頁に続く

第Ⅰ部　関連機関につなぐ

疾患	シグナル	疾患	シグナル
更年期障害	息切れ，動悸がある	甲状腺機能亢進症	暑がりになり，汗をかきやすくなる
	胃もたれ，悪心がある		のどが渇きやすい
	頭痛，めまいがある		倦怠感がある
	顔がほてる，のぼせる		食欲はあるが痩せてくる
	汗をかきやすい		排便が多く，下痢をしやすい
	イライラしたり，クヨクヨしたりする		イライラしやすく，集中できない
	肩こり，腰痛など体の痛みがある		心拍数が増え，頻脈，動悸がある
	疲れやすい		筋力が落ちる
	皮膚の乾燥，かゆみがある		指先が震える
	性交時に痛みがある		血圧が高くなる
不整脈	頻脈になり，動悸がある		
	脈が遅くなる		
	失神する		

新米：今回のSさんの動悸という主訴で考えるといろいろありますね．

蔵前：動悸がするというだけで判断するのはむずかしいです．しかし，動悸という症状を呈する疾患には，重大な疾患が少なくありませんので，まずはSさんの重症度と緊急度を考えてみましょう．

新米：Sさんは顔色は良好で，息切れもないとのことです．熱も胸痛もなく，とてもお元気そうなので重症度と緊急度はあまり高くないと思います．

蔵前：それでは低酸素血症や重症貧血によるドキドキではなさそうなので，次に不眠や疲れやすいということも考慮に入れましょう．まず，更年期というのはどのようなことで定義されていますか？

新米：「更年期」の定義は，日本産科婦人科学会では生殖期（性成熟期）と非生殖期（老年期）の間の移行期間とされています．具

体的には，卵巣の排卵機能が加齢により衰退しはじめ消失するので，月経不順となりやがて閉経します．「閉経」とは，WHO（世界保健機関）では『卵巣における卵胞の消失による永久的な月経の停止』とされていますし，医学的には「閉経」とは『月経が不順になり，12ヵ月以上無月経となる状態』です．日本人女性の閉経年齢は50歳前後です．閉経の前後10年間くらいを「更年期」というのが一般的です．

蔵前：更年期障害は卵巣機能の低下・停止からなる身体的な因子，ストレスや生活環境からなる社会・文化的因子，個々の女性の性格・気質などの精神心理的状態からなる心理的因子が複雑に絡みあって症状が生じているとされています．とくにエストロゲンの欠乏によって生じる疾患の予防が重要になります．日本の平均寿命（2015年）は男性80.79歳，女性87.05歳[1]となっています．このような超高齢社会において，人生を健康に過ごしていくためにも，更年期をどのように乗り越えていくかは女性のライフサイクルにおいてとても重要です．

新米：更年期障害の診断ガイドラインはあるのですか？

蔵前：更年期障害に明確なガイドラインは存在しません．症状として血管運動神経症状（ほてり，のぼせ，動悸，発汗，ホットフラッシュなど）と精神心理症状（不眠，疲労感，うつ傾向など）の大別されます．更年期の診断は症状と疾患についての因果関係，器質的に問題がないことを診断する除外診断となります．

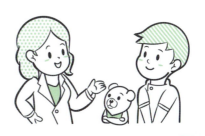

患者さんの症状を把握しよう

新米：では，Sさんには今後どうしたらよいでしょうか？
蔵前：動悸が起こる状況やホットフラッシュと呼ばれる更年期に特徴的な血管運動神経症状がないか聞き取りを行いたいですね．体重減少もないか確認しましょう．重要なのは症状によって日常生活に支障が出ているかどうかです．薬局の待ち時間でできる簡単なテストもあります．
新米：では，次回お願いしてみましょう．
蔵前：更年期といわれることをネガティブに捉える人もいるので，テストをお願いするときはプライバシーや表現に注意しましょう．

● **薬局でできる更年期障害のチェック**

更年期の症状をはかる尺度としてクッパーマン指数，グリーン更年期指数，簡略更年期指数（simplified menopausal index：SMI），日本人女性の更年期症状評価表などがあります．また，主観的臨床指数は患者本人の主観のみでつらさを表現するという利点があります．さらに症状が生活の質（quality of life：QOL）に及ぼす影響をはかることも重要となります．これには更年期QOL調査票，更年期障害重症度指数算定表があります．更年期の不定愁訴の症状を訴えるなかにはうつや気分障害の精神疾患の患者も2，3割程度存在することを念頭に置いてください．ここでは，薬局でプライバシーに配慮しながらテストができ，結果が点数化されることでわかりやすいことを目安に取り上げています．

①簡略更年期指数（SMI）

症状の程度に応じ（どれか1つでも症状が強く出れば強とする）自分で点数を入れて，その合計点をもとにチェックします（表3）．

表3 簡略更年期指数

症状	強	中	弱	無	点数
1) 顔がほてる	10	6	3	0	
2) 汗をかきやすい	10	6	3	0	
3) 腰や手足が冷えやすい	14	9	5	0	
4) 息切れ，動悸がする	12	8	4	0	
5) 寝つきが悪い，眠りが浅い	14	9	5	0	
6) 怒りやすく，イライラする	12	8	4	0	
7) くよくよしたり，憂うつになる	7	5	3	0	
8) 頭痛，めまい，吐き気がある	7	5	3	0	
9) 疲れやすい	7	4	2	0	
10) 肩こり，腰痛，手足の痛みがある	7	5	3	0	

合計点

自己採点の評価法　　0〜25点　　異常なし
　　　　　　　　　26〜50点　　食事，運動に注意
　　　　　　　　　51〜65点　　更年期・女性外来を受診
　　　　　　　　　66〜80点　　長期の計画的治療
　　　　　　　　　81〜100点　各科の精密検査，長期の計画的な対応

[小山嵩夫：更年期―閉経外来―更年期から老年期の婦人の健康管理について．日医師会誌 **109**：259-264，1993 より引用]

②更年期障害重症度指数算定表

　更年期障害例に対するQOLを盛り込んだ重症度指数です（**表4**）．更年期障害は得点化して評価するものではありませんが，この算定表はQOLを反映しています．重症度ファクターはその症状が大きくQOLを阻害する点に点数に重みづけを行うために使用しています．たとえば不眠の症状しか訴えがない場合では総得点は9となりますが，本人が抱いている症状の重さとそぐわないことがあります．このような場合もあることを念頭に置いて補助的に使用します．

　各症状の得点（＝重症度ファクター×程度の数値）を合計したものが総得点になります．

第Ⅰ部　関連機関につなぐ

表4　更年期障害重症度指数算定表

症状	重症度ファクター	軽い	中等度	強い	得点
眠れない，睡眠が十分にとれない，夜中に何度も目が覚める	3	1	2	3	
倦怠感，脱力感，すぐ横になりたい，元気が出ない	3	1	2	3	
抑うつ感，不安感，イライラ，意欲低下，集中力低下	2	1	2	3	
めまい，耳鳴り，ふらふら感，頭重感	2	1	2	3	
動悸，胸部不快感	1	1	2	3	
顔面，頭部，胸部熱感，何度も汗が噴き出してくる	1	1	2	3	
肩こり，後頭部緊張，身体各部の疼痛	1	1	2	3	
冷え，しびれ，皮膚感覚異常	1	1	2	3	

29～42点：重症，15～28点：中等症，14点以下：軽症．
[後山尚久：更年期閉経期女性のクオリティー・オブ・ライフの確立と全人的医療の実践への期待．女性心身医 **5**：123-132，2000 より引用]

薬局から専門機関につなげよう

　新米：Sさん，今日は少しお時間ありますか？　先日伺ったドキドキですが，動悸のように思うのですが，その後いかがですか？
　　S：今日は少し余裕がありますよ．動悸なんですね．
　新米：ほかにも何か気になっている症状はありませんか？
　　S：時々，すごく暑くなって汗をかきますけど，ただもうそういう年齢かなって？　皆そういうものだから，私だけじゃないでしょう．
　新米：更年期の症状の簡単な質問テストがあるのでやってみませんか？
　　S：はい．やってみます．

● ● ● テスト中 ● ● ●

蔵前：2つのテストを行いましたが，簡略更年期指数は51点で更年期障害重症度指数は15点でした．この点数であればお医者さんに相談していただいたほうがよいと思います．それにこのような症状で4人に1人の方は病院で治療を受けていらっしゃるというデータもあるので，受診することは特別なことではないですよ．

S：やはり，婦人科にかかったほうがよいですか？ なんだか婦人科は敷居が高くて．かかりつけ医の東本先生でもよいかしら？

蔵前：そうですね．婦人科のほうがよいと思いますが，敷居が高いのであればまずは，東本先生にご相談いただき，内科的な異常がないかどうかも含めて検査していただいてもよいと思います．今日のテストの結果を含めて**紹介状**をお書きしますので，それを先生にお渡しください．婦人科での治療が必要であれば，東本先生から紹介していただけると思います．

S：わかりました．皆がそうだから我慢しなくちゃいけないと思っていたのですが，そうではないんですね．今まで相談できるのは友人などで，皆同じだといわれていました．

蔵前：このぐらい大丈夫と考えて我慢するのはよいのですが，更年期をうまく乗り越えられないことが原因で体調を崩されてしまう方もいらっしゃいます．これからの長い人生のメンテナンスと考えて受診なさってはいかがですか．

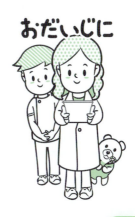

紹介状（情報提供書）

医療法人●●会　A内科クリニック
東本○○先生　御侍史

　　　　　　　　　　　　　　　　　　　　平成30年5月30日
　　　　　　　　　　　　　　　　　　　　東京都台東区蔵前x-x-x
　　　　　　　　　　　　　　　　　　　　そらの薬局
　　　　　　　　　　　　　　　　　　　　電話 03-××××-××××
　　　　　　　　　　　　　　　　　　　　薬剤師　蔵前みどり

患者氏名	SO殿	性別	女性
患者住所	東京都台東区浅草橋○-○-○	電話番号	03-△△△△-△△△△
生年月日	昭和41年9月7日（51歳）	職業	販売員（パート）

紹介目的

更年期障害様症状についてのご精査・ご加療のご依頼

主訴および当薬局での経過

　いつも大変お世話になっております．不眠症状にて当薬局にて下記処方を調剤している方です．最近，不眠症状に加えて，動悸，易疲労，ホットフラッシュ症状を訴えられるようになりました．ご本人の承諾を得て，簡易調査を実施したところ，簡略更年期指数は51点，更年期障害重症度指数は15点，となりました．医師の受診をお勧めしたところ貴院での受診を希望されております．

　ご多忙のおり，大変恐縮ですが，貴科的ご高診を賜りますよう，よろしくお願いいたします．

現在の服用薬

　　ゾルピデム5 mg　　　　　　　　1錠　　　不眠時 頓用

備考

　　アレルギー歴　：なし
　　副作用歴　　　：なし

● 薬局からつなげる専門機関

①病院または婦人科を標榜している診療所

　病院の婦人科，レディースクリニックなどの婦人科を標榜している診療所では一般婦人科診察，婦人科癌検診，血液生化学検査，内分泌検査［黄体形成ホルモン（luteinizing hormone：LH），卵胞刺激ホルモン（follicle stimulating hormone：FSH），エストラジオール］，血圧測定，腹囲計測，体脂肪測定，心理テストなどの基本的な診察が受けられます．

②更年期外来，女性外来のある病院

　更年期の症状を心理・社会的因子も踏まえた診察が受けられます．問診では詳しい現病歴，既往歴の確認をし，正確な患者像の把握が行われます．hospital anxiety and depression scale（HADS）などの心理テストやMini-International Neuropsychiatric Interview（M.I.N.I.）-screenなどで精神疾患の評価も行われます．必要があれば，Diagnostic and Statistical Manual of Mental Disorders（DSM）-5による精神疾患との鑑別が行われます．心理療法を取り入れているところもあります．

③日本女性医学学会認定専門医

　日本女性医学学会のホームページ（http://www.jmwh.jp/n-ninteiseido.html）（2018-2-19参照）から近隣の認定専門医を探せます．思春期から老年期までというそれぞれのライフステージを通して生じる，女性特有の体や心の不調を予防医学的観点も含めて診断，治療を受けることができます．生活の質の維持や向上についてのアドバイスも受けられます．

引用文献

1) 厚生労働省：平均寿命の国際比較［http://www.mhlw.go.jp/toukei/saikin/hw/life/life15/dl/life15-04.pdf］（2018-2-19参照）

第Ⅰ部　関連機関につなぐ

9 眠れない

> **CASE**　　Yさん　75歳　女性
>
> 　そらの薬局をかかりつけ薬局として利用してくださるYさんは，高血圧の治療をしている患者さんです．薬局の隣のマンションに住んでおられます．お花が好きで，薬局の前の花壇の花を気に入ってくれており，ホッとするといっては薬局にいらっしゃいます．
> 　ある日，花を眺めながら，あくびをしているYさんをみかけ，様子をみていると，なんとなく元気がありません．

 STEP 1　患者さんのシグナルを聴き出そう

　新米：Yさん，どうされましたか？　いつもお元気なYさんがあくびをしていらっしゃるし，なんとなく元気がないようにみえますが…．何か心配なことでもありますか？

　Y：なんだか私，ダメになっちゃったみたい．毎日，夜も眠れないし…．ここでお花をみるとホッとするわ．

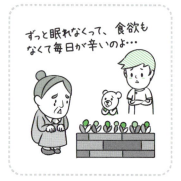

　新米：夜眠れないのは，何か理由があるのですか？
　Y：…（涙を流し出す）．
　新米：ど，どうしたのですか？　何かあったのですか？
　Y：なんだかもういろいろなことがどうでもよくなっちゃって…．
　新米：….

Y：ずっと眠れなくって，昼間はぼーっとするし，食欲もなくて，毎日がつらいのよ．ごめんなさい，こんな話をして…．

新米：そうですか．ずっと眠れないのですね．それはおつらいですね．少しここで花をみながら待っていてください．蔵前に相談してきます．

STEP 2 ベテランのアドバイスを聞いてみよう

新米：Yさんですが，いつものYさんらしくなくて，どう声をかけてよいのかわからなくなりました．

蔵前：Yさん，いつも明るいのにね．このごろ様子が変ね．ひとり暮らしだから，自分でいろいろ几帳面にお金のこともできているのに何か心配なことでもあったのかしら．

新米：それが…．心配なことまで聞き出せなかったんですけど…．夜眠れないといっていました．睡眠薬をもらえるように医師にお願いしたほうがよいでしょうか？

蔵前：眠れないからといって，睡眠薬と結びつける前に，まず，不眠になりやすい疾患を調べてみましょう．不眠との関連についてまとめておくと，相談されたときにあわてず対応できますよ．不眠の原因について確認してみましょう（表1）．

● 不眠症状の鑑別のポイント

表1　不眠の原因

精神疾患	気分障害，不安障害，統合失調症など
身体疾患	循環器疾患（高血圧，心不全など）
	呼吸器疾患（気管支喘息，COPDなど）
	泌尿器科疾患（前立腺肥大症，頻尿など）
	整形外科疾患（脊柱管狭窄症，関節リウマチなど）
	皮膚科疾患（アトピー性皮膚炎，蕁麻疹，慢性湿疹など）
	甲状腺機能亢進症，レストレスレッグス症候群など
自律神経障害	ストレス，生活リズムの乱れ

次頁に続く

睡眠時無呼吸症候群	気道閉塞に伴う覚醒反応による睡眠状態の悪化，上気道閉塞による酸素飽和度の低下，胸部陰圧の上昇
薬物性不眠	降圧薬，甲状腺製剤，抗悪性腫瘍薬，抗ヒスタミン薬，覚醒剤，カフェイン，ニコチン
環境	騒音，光

①不眠症の解説

　不眠症の罹患期間による分類は，2014年に発刊された睡眠障害国際分類第3版（ICSD-3）によると，持続期間が3ヵ月以上の慢性不眠障害，3ヵ月未満の短期不眠障害，ほかの不眠障害の3タイプに分類されています．

　不眠症の症状分類では，寝つきが悪い「入眠困難」，途中で目が覚めてしばらく寝られない「中途覚醒」，朝早く目覚めてしまう「早朝覚醒」に分類され，日常生活に支障をきたす状態をいいます[1]．

　不眠症の発症原因はさまざまな身体的・精神的な疾患を併発していることもあり，単一の原因を特定することは困難です．かゆみや痛みといった身体症状によるもの，うつ病や双極性障害といった精神症状によるもの，アルコールやコーヒーなど嗜好品によるもの，ライフスタイルや環境により起こる昼夜逆転など，さまざまな原因が考えられます．

　とくに高齢者では，夜間頻尿，頭痛，消化器疾患，気管支喘息，心疾患，腎不全など多数の疾患が不眠と関連しています．

　また，薬物が原因になる不眠もあり，非ステロイド系抗炎症薬や副腎皮質ステロイド，H_2ブロッカーなどの薬剤によって不眠を訴える場合もあります[2]．

②気分障害（うつ病・双極性障害など）の解説

　気分障害とは気分の変調によって起こる精神疾患の総称であり，躁病の既往歴を持たないうつ病性障害と，躁病の既往歴を持つ双極性障害に大きく分類されています．

● 双極性障害

　双極性障害は，その経過に，躁病および軽躁病のエピソードを伴うことが特徴です．双極Ⅰ型障害では躁状態が顕著に現れる特徴があり，興奮的・易怒的行動は対人関係においてリスクを招きます．また，双極Ⅱ型障害では，逸脱した行動はみられないものの衝動的行動が特徴的であり，自

殺企図などを起こしやすいといわれています．

　うつ状態が現れている際の診療では，うつ病と鑑別することは非常に困難ですが，治療は異なりますので，注意が必要です．

● うつ病

　DSM-5によるうつ病の診断基準（p81参照）では，9項目のうち1），2）のどちらかを含む5つ以上の症状が毎日2週間以上続き，その結果，機能が低下した症状が抑うつエピソードを満たした場合にうつ病と診断されます．

　うつ症状が現れる前に不眠を生じることが多く，前駆症状として不眠は高率に認められます．一般的に，8割のうつ病患者に不眠が認められているという報告もあります[3]．

　若年者では，抑うつ気分・不安・焦りなどの気分の変調が主症状となっていますが，高齢者では，意欲や集中力の低下，精神運動遅延など行動量の減少が主症状になっています．さらに高齢者では，喪失や死別など重大なライフイベントや，健康の減退や認知機能の低下など慢性的なストレスが日常に起きやすく，誘発因子にさらされている状況にあります．

　したがって，薬物療法だけでなく，精神療法や環境整備などを組み合わせて支援していく必要があります．

　また，高齢者はうつ病から自殺することも多く，細心の注意が必要です．日ごろより患者さんとの関係が構築されている場合は，死にたいと思っているか（自殺念慮）について聞いてください．なお，自殺企図者への投薬は症状の増悪が懸念されるため，十分な注意が必要です．

STEP 3　患者さんの症状を把握しよう

　蔵前：眠れないといっても，原因はさまざまですので，もう少し症状を聞く必要がありますね．Yさんとは日ごろからいろいろなお話をしているので，ざっくばらんに「死にたいか」聞いてみたほうがよいと思います．

　新米：えっ！　そこまで聞くのですか？

　蔵前：それだけじゃないですよ．昼間の眠気や，治療中の疾患がないかなども確認しましょう．そして，代表的な疾患のシグナル（特徴や初期症状）を覚えておきましょう（表2）．

表2　不眠症状を起こしやすい疾患のシグナル

疾患	シグナル
気分障害（うつ病）	入眠障害，中途覚醒，早朝覚醒などの睡眠障害
	朝起きれない
	頭痛，肩こり，腹痛などの身体症状がある
	疲れやすく気分が落ち込む
	今まで楽しめたことを楽しめなくなる
	食欲がなく，体重が減る
	自殺企図，自殺念慮がある
自律神経障害	ストレスを感じる
	睡眠障害がある
	立ちくらみ，めまいがある
	生活リズムが乱れている
	頭痛，肩こり，腹痛などの身体症状がある
睡眠時無呼吸症候群	日中に強い眠気がある
	寝た気がしない
	いびきをかく
	肥満がある
	寝ているときに呼吸が止まることがあるといわれる

新米：あんなに落ち込んでいるYさんをみるのははじめてだったので，いろいろ聞けませんでしたが，もう一度お話を伺ってみます．

蔵前：Yさんの症状をもう少し聞いてみたほうがよいわね．

新米：はい，確認してみます．

・・・ しばらくYさんと会話し新米が戻ってきました ・・・

新米：やっぱり大変なことがあったようです．Yさんの愛犬が，急に亡くなってしまったそうです．Yさん，すごくかわいがってい

たのに，「ひとりぼっちになっちゃった」とおっしゃっていました．そういえば2ヵ月くらい前から，お薬カレンダーの薬も飲んでない日が結構あるし…．いつも身なりをきれいにおしゃれしてくるのに，今日は髪もぼさぼさでした．

蔵前：そうだったんですね．やっぱりうつ病の心配があるわね．どんなチェック方法があるのか調べてみましょう．

● **薬局でできるうつ状態のチェック**

新米：うつ病のための問診票はいろいろありました．たとえば，「基本チェックリストに含まれるうつに関する質問事項」はうつ病予防アセスメントとして地域包括センターなどで使われており，質問も少なくすぐにできます（表3）．この「基本チェックリスト」で2項目以上該当があった場合は「二次アセスメント」でさらに詳しくチェックします（表4）．「DSM-5によるうつ病の診断基準」（表5）では，9つの質問がありますが，診断を満たさない軽症でも，医療機関に紹介する必要があります．この2つは比較的簡単に聞けそうです．

蔵前：よく調べましたね．Yさんは，初対面ではないし質問しても緊張することもないでしょうから，話す様子も確認しながら聞いてみたらよいですね．

① **うつ病予防アセスメント（表3，4）**

　患者発見の手がかりとして利用できます．厚生労働省はうつ病に対する正しい知識の普及と啓発を目的に「うつ予防・支援マニュアル」によるアセスメントシートを出しています．基本チェックリストとは，各自治体が特定高齢者（65歳以上で要支援・要介護に該当する可能性のある人）を把握するためのリストで，そのうちの5項目がうつに関する質問となっています（表3）．この項目のなかで2項目以上該当があった場合，二次アセスメントで症状の有無を確認し医療機関につなげるようにされています（表4）．簡単に聞くことができるため，時間をかけずにうつ傾向にあるかどうか，確認するときに使えます．

表3 基本チェックリストに含まれるうつに関する質問項目
最近2週間のあなたの様子についてお伺いします．

	はい	いいえ
1) 毎日の生活に充実感がない		
2) これまで楽しんでやれていたことが楽しめなくなった		
3) 以前は楽にできていたことが今ではおっくうに感じる		
4) 自分が役に立つ人間だとは思えない		
5) わけもなく疲れたような感じがする		

＊2項目以上あてはまる場合は，介入が必要な場合があるため，二次アセスメントに進む．
[厚生労働省：介護予防マニュアル（改訂版：平成24年3月）（http://www.mhlw.go.jp/topics/2009/05/dl/tp0501-1_09.pdf）（2018-2-19参照）を参考に著者作成]

表4 基本チェックリストで該当した場合の二次アセスメント
今，どのような症状があるかお伺いします．

評価分類	質問
1) 抑うつ気分	ひどく気分が沈み込んで，憂うつになっていることはありませんか？
2) 興味・喜びの消失	生活が楽しめなくなっているということはありませんか？
3) 生活リズムの障害	眠れなくなったり，食欲が落ちたりして，生活のリズムが乱れていることはありませんか？
4) 自殺念慮の有無	つらくて死にたいという気持ちになっていませんか？

＊いずれか1つ該当する場合，日常活動の支障の程度を確認し，医療機関への受診を勧める．
[厚生労働省：介護予防マニュアル（改訂版：平成24年3月）について（http://www.mhlw.go.jp/topics/2009/05/dl/tp0501-1_09.pdf）（2018-2-19参照）を参考に著者作成]

②DSM-5によるうつ病の診断基準（DSM-5）（表5）

　うつ病が疑われる人への診断基準として使われています．DSMは米国精神医学会（APA）による診断基準で，特徴的な症状を確認することができます（表5）．診断の基準にはなりますが，うつ病による身体症状・精神症状・行動症状といった情報も加味する必要があります．表情や声のトーンといった変化も注意しましょう．

表5　DSM-5によるうつ病の診断基準

1）抑うつ気分
2）興味・喜びの著しい減退
3）著しい体重減少・増加（1ヵ月で5％以上），あるいはほとんど毎日の食欲の減退・増加
4）ほとんど毎日の不眠または睡眠過剰
5）ほとんど毎日の精神運動性の焦燥または制止
6）ほとんど毎日の疲労感または気力の減退
7）ほとんど毎日の無価値観，罪責感
8）思考力や集中力の減退，または決断困難がほとんど毎日認められる
9）死についての反復思考

①1）～9）のうち5つ以上が2週間以上続くこと，②1）か2）のどちらかは必ず認めること，③苦痛を感じていていたり，生活に支障をきたしていることの3つを満たすと「抑うつエピソード」であると判断される．
※さらに，ほかの疾患（双極性障害，死別反応，薬物など）を除外できれば，うつ病と診断基準を満たすことになる．
※軽症：1）～9）のうち，5つをおおむね超えない程度に満たす場合で，症状の強度として，苦痛は感じられるが，対人関係上・職業上の機能障害はわずかな状態にとどまる場合．重症：1）～9）のうち，5つをはるかに超えて満たし，症状はきわめて苦痛で，機能が著明に損なわれている場合．中等症：軽症と重症の間を中等症とする．

表6　自殺にいたる場合の特徴

1）混乱している
2）追い詰められている
3）焦燥感がある
4）抑うつ感
5）奇妙さや不自然さがある
6）疎通不良，まとまりのなさ，反応の鈍さ

③自殺のサイン

　自殺にいたる場合は表6に示す特徴がありますが，不眠や疲労の蓄積はさらに踏み出しやすくなる要因です．
　「いつもと違う」という不自然さは大切なメッセージなので，声をかけたり，さりげなく傾聴するように心がける必要があります．

第Ⅰ部　関連機関につなぐ

 薬局から専門機関につなげよう

新米：Yさん，いろいろお話を聞かせていただいて，また質問にもお答えくださりありがとうございました．

Y：こちらこそ，話を聞いていただけて，なんだか気持ちが楽になりました．

新米：お話を聞かせていただいたところ，眠れないのはうつ病のサインのように思われます．たまに死にたくなることがあるとお答えになっていらっしゃいますので，ぜひ一度，専門のお医者さんにみてもらったほうがよいと思います．はじめての病院に1人で行くのは心配でしょうから，ケアマネージャーに薬局からお話ししてみましょうか？

Y：そうですね…．やっぱり心細いから話してみてくださいますか？

新米：わかりました．すぐに連絡してみます．Yさん，診察にいくときに，**紹介状**をお書きしますので，受診の際にお持ちくださいね．

Y：ありがとうございます．ケアマネージャーと薬剤師さんがいろいろ相談にのってくれると，本当に心強いです．1人で考えていてもだめね．これからもよろしくお願いします．

● 薬局からつなげる専門機関

①精神科専門医

　自殺企図，自殺念慮がある場合は，なんとしてでもできるだけ早く精神科専門医を受診してもらいましょう．心療内科専門医でもよい場合はありますが，自殺の危険性がある患者さんは精神科のほうがよいでしょう．

　かかりつけ医にまず相談する場合もありますが，その場合でも精神科受診を説得するために紹介したほうがよいでしょう．

②こころの健康相談窓口

　精神的に悩んでいる人の相談窓口として下記のような相談窓口があります．軽症のうつ病が疑われるが，専門医受診を拒否する患者さん（自殺念

紹介状（情報提供書）

医療法人△△会　Ｄメンタルクリニック
新川●●先生　御侍史

平成30年6月8日
東京都台東区蔵前 x-x-x
そらの薬局
電話 03-xxxx-xxxx
薬剤師　蔵前みどり

患者氏名	YO殿	性別	女性
患者住所	東京都台東区三筋〇-〇-〇	電話番号	03-△△△△-△△△△
生年月日	昭和17年7月4日（75歳）	職業	無職

紹介目的

　うつ病についてのご精査・ご加療のご依頼

主訴および当薬局での経過

　いつも大変お世話になっております．心筋梗塞予防のため，当薬局で下記処方を調剤している方です．このところ気分が沈み気味で，お話を伺ったところ自死について強く話されることが気になっております．DSM-5による診断基準のうち，「強い抑うつ気分」，「興味や喜びの喪失」，「疲れやすさ・気力の減退」，「強い罪責感」，「思考力や集中力の低下」，「死への思い」があり，医師への受診をお勧めしたところ，貴院での受診を希望されております．
　ご多忙のおり，大変恐縮ですが，貴科的ご高診を賜りますよう，よろしくお願いします．

現在の服用薬

テルミサルタン 20 mg	1錠	朝食後
ニフェジピン CR20 mg	1錠	朝食後
センノシド 12 mg	1錠	就寝前
マグミット 200 mg	2錠	就寝前

備考

　　アレルギー歴　：なし
　　副作用歴　　　：なし

慮など危険性がある人を除く）や，その家族に紹介するとよいでしょう．
- 保健所，保健センターなど
- 精神保健福祉センター
- こころといのちのほっとライン〔TEL 0570-087-478〕
- 心の健康相談統一ダイヤル〔TEL 0570-064-556〕
- 夜間こころの電話相談〔TEL 03-5155-5028（毎日17:00～22:00）〕
- 一般社団法人日本いのちの電話（インターネットおよびメールで相談も可能）
- NPO法人国際ビフレンダーズ東京自殺防止センター〔TEL 03-5286-9090（毎日20:00～翌6:00）〕
- 高齢者安心電話〔TEL 03-5944-8640（平日19:30～22:30）〕
- 特定非営利活動法人メンタルケア協議会
- 特定非営利活動法人自殺対策支援センターライフリンク

引用文献

1) 伊藤永喜ほか：睡眠障害国際分類第3版（ICSD-3）．日本臨床 **73**：916-923, 2015
2) 篠原隆：高齢者の代表的な疾患の臨床知識と薬物療法 睡眠障害．薬局 **52**：2543, 2011
3) 三島和夫：うつ病における併存不眠の治療管理．精神医学 **51**：635-647, 2009

参考文献

1) 日本うつ病学会：日本うつ病学会治療ガイドライン〔http://www.secretariat.ne.jp/jsmd/mood_disorder/img/160731.pdf〕（2018-2-19参照）
2) 新川祐利ほか：気分障害（双極性障害）．今日の精神疾患治療指針，医学書院，東京，2012
3) 大分県うつ病対策医療体制整備事業：うつ病患者の早期発見・対策シート〔http://www.pref.oita.jp/uploaded/attachment/153421.pdf〕（2018-2-19参照）
4) 厚生労働省：高齢者のうつについて〔http://www.mhlw.go.jp/topics/2009/05/dl/tp0501-siryou8-1.pdf〕（2018-2-19参照）

10 おしっこが出ない

CASE　Jさん　78歳　男性

　Jさんはそらの薬局の近くにお住まいで，およそ10年前より，そらの薬局をかかりつけの薬局として利用してくださっています．日ごろは，やや離れた中核病院にかかり，脂質異常症治療薬と降圧薬が処方されています．酒が好きなのですが，医師からは休肝日をつくるなどして飲酒を控えるようにいわれています．Jさんは昨夜，町内会の会合の後仲間と酒を飲んだのですが，昨夜の排尿状態がいつもと違っていたことをとても心配され，来局されました．

STEP 1　患者さんのシグナルを聴き出そう

新米：Jさん，おはようございます．今日は早いですね．まだお薬はあると思うのですが，どうされました？

J：いや，今日はちょっと相談があってね．話を聞いてくれるかい？

新米：もちろんです．どうされました？

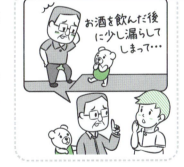

J：昨夜，町内会の会合があって仲間と酒を飲んだんだ．いつもよりは少し多く飲んだけれど，とくにひどく酔っぱらったりはしなかったんだ．でも，会合が終わって家に帰ってから，下着が少し濡れていることに気がついて…．いつの間にか少し漏らしてたんだよね．本当にびっくりしたし，年のせいかもしれない

第Ⅰ部　関連機関につなぐ

　　　　けれど，なんだか情けなくてがっかりしちゃったよ．
新米：それはびっくりされたでしょうね．でも，昨夜はとても寒かったからですかね．
Ｊ：やっぱり寒かったからかな．その後，シャワーを浴びてからすぐ寝たんだけど，しばらくしておしっこに行きたくなって目が覚めてしまったんだ．でも，今度はおしっこがなかなか出ないんだ．苦しくておしっこをなんとか出そうとして力を入れたらようやく出たんだけれども，いつもに比べておしっこの勢いがとても弱くて，力を抜くと途中で止まってしまうんだよね．そのうえ，おしっこが残っている感覚があってとても気持ち悪くて苦痛だったんだ．昨夜はおしっこを漏らしたり，今度は逆に出にくくなったりで体がどうかしてしまったかと思ったよ．
新米：お腹に力を入れないと尿が出なくなったうえに，力を抜くと途中で止まってしまったのですね．それはとても苦しいですね．Ｊさんは以前から尿の勢いが弱くなってきたことに気づいていらっしゃったのですか？
Ｊ：そうなんだよ．5〜6年前より，なんとなくおしっこの出が悪いような気がしていたんだ．もう年だからね，しょうがないのかなと半ばあきらめていたんだ．でも，昨夜は症状がひどくてとても苦痛だったので，病院に行ったほうがよいかな？
新米：そうですね．いろいろご心配だと思いますので，病院にかかられたほうがよいと思いますが，どこにかかったらよいか，蔵前に聞いてきますので，少しお待ちいただけますか？
Ｊ：あわてなくてよいよ．また後でくるよ．

ベテランのアドバイスを聞いてみよう

新米：Ｊさんですけど，排尿障害症状が5〜6年前からあったそうですが，昨夜は尿が出なくてとても苦しまれたそうです．
蔵前：そうですか．Ｊさんは数年前から夜間頻尿で悩まれていたのですね．そして昨日は尿が出なくなって苦しまれたとのことですが，具体的にはどのような症状だったのですか？

86

新米：尿意があってトイレに行ってもなかなか尿が出ず，腹に一生懸命力を入れて尿を出したのですが，残尿感があり，とても苦しかったようです．それと，昨夜はお酒を飲んだとのことですが，無意識に少しだけ尿失禁しまっていたようです．Jさんはとてもがっかりされていました．

蔵前：夜間頻尿だったり，トイレに行ってもなかなか排尿されなかったり，尿失禁してしまったりでショックを受けられているのですね．

新米：昨日の尿失禁などは，お酒のせいでしょうか？

蔵前：それはどうでしょう．下部尿路が何かしらの理由で障害されることで，排尿時にさまざまな異常をきたすことがあります．そのような泌尿器の疾患を整理して確認しましょう（表1）．

新米：たくさんありますね．

蔵前：とくに，下線をつけた4つの疾患はシグナル（特徴や初期症状）をよく覚えておきましょう（表2）．

● 排尿・蓄尿に関する異常な症状の鑑別のポイント

表1　排尿時に異常をきたしやすい泌尿器の疾患

前立腺肥大症，膀胱結石，神経因性膀胱，膀胱炎，腎盂腎炎，脊椎疾患，膀胱癌，前立腺癌

表2　排尿時に異常をきたしやすい泌尿器の疾患

疾患	シグナル
前立腺肥大症	頻尿，とくに夜間頻尿が多くみられる
	残尿感
	尿の勢いが弱い（尿勢低下）
	排尿中に尿が途切れる（尿線途絶）
	お腹に力を入れないと尿線が維持できない（腹圧排尿）
	尿を我慢することがむずかしいときがある（尿意切迫感）
	慢性的に尿閉状態が続き，溢流性尿失禁をきたす
	日常の排尿状態に苦痛を感じている

次頁に続く

疾患	シグナル
膀胱結石	頻尿
	残尿感
	血尿がみられることがある
	排尿時痛があることがある（膀胱炎を併発している場合など）
	排尿障害がみられることがある（前立腺肥大症を伴う場合など）
神経因性膀胱	尿意切迫感があり，頻尿や切迫性尿失禁を伴う（過活動膀胱）
	前立腺肥大症などにより尿道の知覚過敏が生じ，頻尿や切迫性，尿失禁を伴うこともある（過活動膀胱）
	尿意がなく意識的な排尿ができず慢性的な尿閉状態となり，溢流性尿失禁をきたす（低活動膀胱）
膀胱炎	頻尿
	残尿感
	尿混濁などの濃尿がみられる
	排尿時痛がある（膀胱炎）

新米：鑑別のポイントは理解できました．Jさんからの昨夜の話と今までの自覚症状の情報だけですと判断はむずかしそうですね．

蔵前：では，各疾患のシグナルについてみていきましょう．まず，膀胱結石は血尿がみられることもある疾患で，腰背部の鈍痛を訴えることがありますね．そのようなお話はありませんでしたか？

新米：いいえ，ありませんでした．

蔵前：膀胱炎の可能性はどうでしょうか？

新米：膀胱炎に特徴的な排尿中や排尿終了時の排尿時痛はなかったようです．

蔵前：そうですか．しかし，前立腺肥大症など尿路に障害がある場合でも慢性的に膀胱炎や腎盂腎炎を起こしている可能性があります．これにも注意が必要です．

新米：前立腺肥大症は尿路に障害をきたすことでさまざまな疾患につながることもあるため十分に注意が必要な疾患ですね．

蔵前：それと，神経因性膀胱は神経が障害された部位によりさまざまな症状を呈しますが，日ごろJさんは夜間の尿意には対応できていますし，女性に多いとされる過活動膀胱による切迫性尿失禁ではないと思います．もしかするとJさんの昨夜の失禁は前立腺の肥大による溢流性尿失禁かもしれませんね．

新米：そうすると，Jさんが最近気になりだした排尿障害や昨夜の一連の症状は前立腺肥大症のシグナルでしょうか？

蔵前：確かにJさんは前立腺肥大症の疑いがありますね．Jさんの症状をもう少し詳しく把握したいですね．来局時に聞いておくことをまとめてみましょう．

患者さんの症状を把握しよう

蔵前：前立腺肥大症は前立腺が肥大したことによる尿道の機械的閉塞と，加齢などによる膀胱平滑筋の収縮障害や尿道の知覚神経の興奮で生じている機能的閉塞により症状が出ます．Jさんは排尿がはじまるまでの時間も長く，遷延性排尿の可能性もあります．また，前立腺肥大症では，前立腺があまり肥大していなくても，自覚症状が深刻な場合もあるようです．

新米：そうなんですか．そうすると，患者さんが実際に自覚する症状を把握する必要がありますね．

蔵前：それに関して，患者さんから日ごろの排尿状態と，今の排尿状態をどう考えているかを聞くことで，前立腺肥大症の重症度を評価できる質問票があります（表3）．Jさんにそれをやっていただいてもよいですね．ただし，下部尿路障害の原因はいろいろありますので，患者さんの訴えを整理し，必要に応じて適切に専門機関へつなげなければなりません．それと，前立腺癌で有意に上昇する腫瘍マーカーがありますよね．

新米：血液検査による前立腺特異抗原（prostate specific antigen：PSA）値ですね．

蔵前：そうです．JさんのPSA値はどうでしょうか？ 以前，JさんからPSA値の話を聞いたことはありますか？

新米：はい．Jさんの薬歴には，半年前の健康診断でPSA値は正常値で前立腺癌の可能性はほぼないといわれ，安心していたことが書かれています．

蔵前：そうですか．その場合，前立腺癌の可能性が低いとされているだけで前立腺肥大症の可能性はまだ否定できませんね．

新米：そうですね．薬物治療やそのほかについても話を聞いてみます．

コラム　前立腺特異抗原（PSA）

PSA値の測定は前立腺癌の特異度はやや低いものの，感度がきわめて高い検査であり，なんらかの下部尿路症状を訴えて受診した中高齢男性患者に対しては，PSA値の測定が強く推奨されています．PSA値が高値の場合，必ずしも前立腺癌と判断できるものではないですが，基準値を超える場合には泌尿器科専門医へ紹介すべきとされています[1]．また，前立腺肥大症の場合，PSA値は軽度上昇することも少なくないので，前立腺癌との鑑別診断は必須です[1,2]．また，PSA値は前立腺の体積と正の相関があり，前立腺のおよその体積の推定が可能であるため，その意味でも大変有用な検査となります．

コラム　前立腺肥大症の治療

前立腺肥大症の治療は薬物療法が基本で，平滑筋の異常な収縮を抑制する$α_1$受容体拮抗薬がまず最初に使われます．また，前立腺肥大症はアンドロゲンが前立腺内で5α還元酵素によりジヒドロテストステロンに変換されることにより前立腺の肥大を起こします．これを防ぐためには5α還元酵素阻害薬が使用されます．

さらに，難治例や重症例の場合には，経尿道的前立腺切除術（transurethral resection of the prostate：TURP）や低侵襲治療としてホルミウムレーザー前立腺核出術（holmium laser enucleation of the prostate：HoLEP）などさまざまな手術法が確立されており，症状によって手術法を選択できます．

● 薬局でできる前立腺肥大症のチェック

①国際前立腺症状スコア（international prostate symptom score：IPSS）
　質問内容は残尿感，頻尿，尿線途絶，尿意切迫感，尿勢低下，腹圧排尿，夜間排尿回数の7項目をチェックします．それぞれ0～5点の点数をつけ，合計点数が0～7点は軽症，8～19点は中等症，20～35点を重症とする方法です（表3）．

表3　国際前立腺症状スコア（IPSS）

どれくらいの割合で次のような症状がありましたか	全くない	5回に1回の割合より少ない	2回に1回の割合より少ない	2回に1回の割合くらい	2回に1回の割合より多い	ほとんどいつも
この1ヵ月の間に，尿をしたあとにまだ尿が残っている感じがありましたか	0	1	2	3	4	5
この1ヵ月の間に，尿をしてから2時間以内にもう一度しなくてはならないことがありましたか	0	1	2	3	4	5
この1ヵ月の間に，尿をしている間に尿が何度も途切れることがありましたか	0	1	2	3	4	5
この1ヵ月の間に，尿を我慢するのが難しいことがありましたか	0	1	2	3	4	5
この1ヵ月の間に，尿の勢いが弱いことがありましたか	0	1	2	3	4	5
この1ヵ月の間に，尿をし始めるためにお腹に力を入れることがありましたか	0	1	2	3	4	5
	0回	1回	2回	3回	4回	5回以上
この1ヵ月の間に，夜寝てから朝起きるまでに，ふつう何回尿をするために起きましたか	0	1	2	3	4	5

IPSS＿＿＿＿＿点
IPSS重症度：軽症（0～7点），中等症（8～19点），重症（20～35点）
［日本泌尿器科学会（編）：前立腺肥大症診療ガイドライン，p33, リッチヒルメディカル，東京，2011より許諾を得て転載］

第Ⅰ部　関連機関につなぐ

STEP 4　薬局から専門機関につなげよう

新米：Jさん，再度来局いただきありがとうございます．Jさんのお話を整理し，関連がありそうな病気を蔵前と検討してみました．いくつか疑わしい病気はあるのですが，それをもう少し絞るために，Jさんにいくつか質問にお答えいただきたいのですがいかがでしょうか？

J：わざわざ調べてくれてありがとう．いいですよ，どうぞ．

新米：Jさんは日ごろから背中や腰のあたりに鈍い痛みはありますか？

J：腰痛かい？　腰や背中に痛みを感じたことはあまりないな．

新米：そうですか．では，おしっこをしている最中やおしっこの最後に背中やお腹が差し込むように痛んだことはありますか？

J：痛みを感じたことはないね．

新米：わかりました．次に，Jさんにしていただきたいチェック項目があります．前立腺肥大症などの排尿状態を把握するための「国際前立腺症状スコア」というものがありまして，Jさんにご回答いただきたいのですが．

J：前立腺の簡単なチェックができるわけだね．わかったよ．

●●●　記入中　●●●

新米：Jさん，ご回答ありがとうございました．「国際前立腺症状スコア」によるチェックでは11点でした．このチェックでは前立腺肥大の症状としては「中等症」のようです．Jさんの半年前の当薬局の薬歴には，健康診断でPSA値は正常値であったとおっしゃられていたことが記録されていました．昨夜のお話とこれらのチェックを踏まえると，まずは泌尿器科の専門医を受診されることをお勧めします．

J：泌尿器科と聞くと少し恥ずかしい気もするけれど，今の結果を考えると早く泌尿器科へ行くべきだろうね．

新米：そうですね．前立腺肥大症は一般的には良性ですが，癌が隠れていることもありますし，進行性の病気なので，放置していて

92

も症状がよくなることはほとんどありません．前立腺肥大症が進行すると，排尿時の苦痛だけではなくさまざまな病気の原因となることが多いので，専門的な検査や治療ができる泌尿器科の専門医にみてもらうことがとても大切です．近隣の泌尿器科の病院に専門医がいらっしゃいます．もしよろしければ，**紹介状**をお書きしますので，一度受診されるのはいかがでしょうか？

J：そらの薬局さんで紹介状を書いてくれるのならばそれを持って泌尿器科に行ってみるよ．

新米：わかりました．それでは少しお待ちください．

● 薬局からつなげる専門機関

①泌尿器科専門医

　日本泌尿器科学会などが定める専門医による診断を受けることができる医療機関です．検査は，PSA値などの血液検査や尿検査など一般的なものから，前立腺の体積を測定のための前立腺超音波検査や前立腺の触診，尿流動態検査などがあります．これらの検査より，下部尿路機能障害の病態を評価することができます．そのほか，CTなどの画像検査を用いて，詳細な鑑別診断を行います．前向きに排尿状態を記録する排尿記録では前立腺肥大症の患者さんの頻尿の評価ができます．

引用文献
1) 日本排尿機能学会（編）：男性下部尿路症状診療ガイドライン，ブラックウェルパブリッシング，2008
2) 日本泌尿器科学会（編）：前立腺肥大症診療ガイドライン，リッチヒルメディカル，東京，2011

紹介状（情報提供書）

医療法人●●会　E泌尿器科医院
柳窪□□先生　御侍史

平成30年6月21日
東京都台東区蔵前×-×-×
そらの薬局
電話 03-××××-××××
薬剤師　蔵前みどり

患者氏名	JO殿	性別	男性

患者住所　東京都台東区寿○-○-○
生年月日　昭和14年9月13日（78歳）

電話番号　03-△△△△-△△△△
職業　　　無職

紹介目的

前立腺肥大症についてのご精査・ご加療のご依頼

主訴および当薬局での経過

　いつも大変お世話になっております．現在XY病院から脂質異常症，高血圧症で下記処方を当薬局で調剤している方です．以前から排尿障害があった様子で，昨夜はその症状が強くなり，尿勢低下が著しく，尿線途絶，排尿不快などもあったとのことです．また，当薬局で同意のもと，IPSSを用いて簡易的にチェックしたところ，IPSS 11点でした．そのため専門医の受診をお勧めしたところ貴院での受診を希望されております．なお，半年前のPSA検査は正常だといわれたようです．

　ご多忙のおり，大変恐縮ですが，貴科的ご高診を賜りますよう，よろしくお願いします．

現在の服用薬

バルサルタン 40 mg	1錠	朝食後
プラバスタチン 10 mg	1錠	夕食後

備考

アレルギー歴　：なし
副作用歴　　　：なし

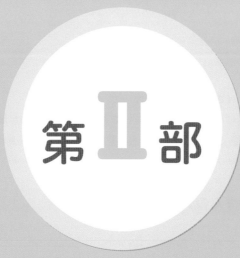

第II部

OTC医薬品につなぐ

第Ⅱ部　OTC医薬品につなぐ

1　胃が痛い

> **CASE 1**　Nさん　27歳　女性
> 半年ほど前にはじめての出産をして育児中のお客さんが最近，胃が痛くなることがあるとのことで，そらの薬局にはじめて来局されました．

 お客さんのシグナルを聴き出そう

新米：こんにちは．薬剤師の新米です．今日はどうされましたか？
Ｎ：最近，胃が痛くなることがあるんですが，何かよい薬はありませんか？
新米：痛いのはお腹のどのあたりですか？
Ｎ：みぞおちあたりですね．

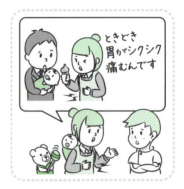

新米：どのような痛みですか？　痛みはたとえば，シクシクするような痛みですか，それとも重くなるような痛みか，あるいはキューッと差し込むような痛みでしたか？
Ｎ：そうですね，シクシクするような感じの痛みですね．
新米：そうなんですね．痛みのほかに吐き気や胸やけなど何か症状はありますか？
Ｎ：痛みが出るときに，たまに吐き気もあります．胸やけはないですね．
新米：わかりました．確認ですが，現在病院に通っていたり，市販のお薬も含めて飲んでいるお薬はありますか？

N：病院には行っていません．お薬も飲んでいるものはないです．

STEP 2　ベテランのアドバイスを聞いてみよう①
—鑑別のポイント

新米：今来局されているお客さんですが，最近，みぞおちあたりがシクシクと痛み，たまに吐き気も伴うみたいです．胸やけはないそうです．

蔵前：そうなんですね．痛みの部位やほかの症状も確認できたのはよいですね．みぞおちの痛みですと，ほかにも痛みが発現する時間や痛みの強さ，痛みの持続時間も確認できるとよいのですが，聞きましたか？

新米：いいえ，聞きませんでした．

蔵前：みぞおちの痛みが発現する時間や強さ，持続時間も確認することで，ある程度疾患や緊急性が推定できます（図1）．みぞおちの痛みの原因となりやすい疾患を確認してみましょう（表1）．そのなかでも，下線をつけた4つの疾患はシグナル（特徴や初期症状）をよく覚えておきましょう（表2）．また，胃酸過多や胃粘膜の損傷がなくても胃が痙攣することによる差し込むような痛みもあります．それと，胃の痛みだと訴えていても，原因が胃ではなく，心臓や膵臓，胆嚢などからくる痛みもあるので注意しましょう．

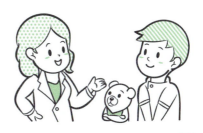

● みぞおちの痛み（心窩部痛）の鑑別のポイント

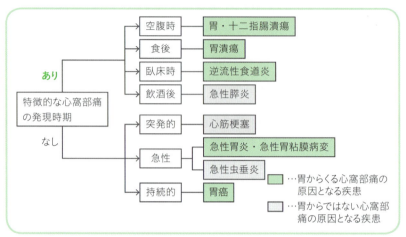

図 1　みぞおちの痛み（心窩部痛）の鑑別のポイント

心窩部痛は胃からくる痛み以外にも急性膵炎，心筋梗塞，急性虫垂炎などの緊急性のある疾患が原因となっていることもあるので，注意が必要．

- 急性膵炎：心窩部・上腹部の強い持続痛がある．背部の放散痛が出ることもあり，悪心・嘔吐，腹部膨満感，発熱を認める．
- 心筋梗塞：強い胸痛発作が生じるが，心窩部痛が生じることもあり，30分以上持続する．背中，左肩に放散痛があり，呼吸困難，悪心・嘔吐を伴うことも多い．
- 急性虫垂炎：発熱，食欲不振，胃部不快感に次いで心窩部痛が生じる．痛みは心窩部から臍周囲，右下腹部へと移動することが多い．

表 1　みぞおちの痛み（心窩部痛）の原因となりやすい疾患

急性胃炎・急性胃粘膜病変，慢性胃炎，機能性ディスペプシア，胃・十二指腸潰瘍，逆流性食道炎（胃食道逆流症），胃アニサキス症，胃癌

表2 みぞおちの痛み（心窩部痛）の原因となりやすい重大な疾患のシグナル

疾患	シグナル
急性胃炎	突発する上腹部痛，悪心，嘔吐，出血などには注意が必要である．重大な症状は吐血，下血（黒色便）
胃・十二指腸潰瘍	心窩部痛，悪心，嘔吐，食欲不振，腹部膨満感などがあり，吐血や下血（タール便）といった出血症状もある場合もある．胃潰瘍では食後の痛み，十二指腸潰瘍では空腹時の痛みが多い
逆流性食道炎（胃食道逆流症）	胸やけ，呑酸，心窩部痛，咳を呈し，臥床時に多くみられる
胃癌	早い段階で自覚症状が出ることは少なく，かなり進行しても無症状の場合もある．代表的な症状は胃の痛み・不快感・違和感，胸やけ，悪心，食欲不振などがあるが，これらは胃癌特有の症状ではなく，胃炎，胃潰瘍でも起こる．貧血，黒色便もみられる

新米：そうでした．確認してみます．

蔵前：それから，胃の具合が悪くなる原因も確認しておきましょう．これも胃の不調なのかどうかの判断の手がかりになります．

新米：胃の具合が悪くなる原因としてストレスや，薬剤，不規則な生活，それから香辛料などの刺激のある食べ物やアルコールの摂取などがありますね．お客さんはお薬は使っていないとのことでしたので，お薬以外のことを聞いてみます．

蔵前：あと，念のために吐血や下血があったかどうかも確認しておきましょう．これらは緊急性があるかどうかの判断材料の1つになります．下血ですとタール便と呼ばれる黒い便が出ます．

新米：わかりました．

蔵前：痛みの部位，発現時間，強さ，持続時間，随伴症状を確認して緊急性がなさそうであれば，今回は症状が最近出てきたとのことで急性胃炎と判断してよいかと思います．OTC医薬品を服用しても症状が改善しない場合には胃の症状が重症か，もしくはほかの疾患の可能性も考えて，再度薬局にきていただくよう

にお話ししておきましょう．また，お客さんは女性ですので妊娠や授乳に関しても確認したほうがよいですね．

 お客さんの症状を把握しよう

新米：胃の痛みですが，どういったときに胃が痛くなりますか？　たとえば食後であったりとか，空腹時であったりとか．

Ｎ：そうですね．食後とかあまり関係なく，痛みは急に出てくる感じです．

新米：わかりました．痛みは耐えられないほどであったり，長く続いたりしますか？

Ｎ：そこまでひどい痛みではないです．しばらくすると痛みはひきます．

新米：さきほど吐き気が出ると伺いましたが，実際に吐いたことはありますか？　また，いつもより便が黒くなっているようなことはありませんか？

Ｎ：それはないです．

新米：それともう１つ確認ですが，胃の具合が悪くなる原因にストレスや不規則な生活，刺激のある食べ物などがあるのですが，何か心当たりはありますか？

Ｎ：半年前に出産をしたんですが，はじめての育児で慣れないことが多くて，ストレスが結構たまっていて，疲れています．

新米：そうでしたか．そうすると，現在授乳中ですか？

Ｎ：はい，そうです．

新米：わかりました．

 ベテランのアドバイスを聞いてみよう②
　　　―OTC医薬品を選ぶポイント

新米：お客さんの胃の痛みは急に出てくるものですが，激しくはなく，持続性もなさそうです．吐血や下血もないです．現在授乳中で育児によるストレスや疲れがだいぶたまっているようです．

蔵前：それでは，今回は緊急性のない軽度の急性胃炎と考え，適切な

OTC医薬品をお勧めしてみましょう．授乳中に避けたほうがよい成分は何でしょうか？

新米：確か，ロートエキスやチキジウム，H_2ブロッカーなどは母乳への移行の恐れがあるので注意が必要だったかと思います．

蔵前：そうですね．ロートエキスですと，さらに乳児に頻脈を起こす恐れや，授乳婦の乳汁分泌が抑制されることがありますね．

新米：今回は授乳中でも服用できる太田胃散を考えているのですが，いかがでしょうか？

蔵前：そうですね．太田胃散は総合胃腸薬で，健胃生薬が弱った胃の働きを良好にして胃液の分泌を調整し，制酸薬が出すぎた胃酸を中和し，消化酵素が消化を助けて，胃痛や悪心，ムカつきなどを改善する薬ですね．ただ，お客さんは痛みを訴えているので，サクロンＱなどの鎮痙薬はどうでしょうか？

新米：サクロンＱには，胃粘膜に直接作用して胃の痛みを和らげるオキセサゼインが含まれています．さらに，胃酸の分泌も抑制させたり，悪心や胃の不快感なども改善します（図2）．

蔵前：そうですね．そして効果も早いです．一方，サクロンＱで注意することは，頭痛，眠気，めまい，脱力感などの精神系の副作用です．それと便秘もあります．太田胃散で注意することは何がありますか？

新米：太田胃散では合成ケイ酸アルミニウムが含まれているため，アルミニウム脳症やアルミニウム骨症を発生する恐れがあるということで透析治療を受けている人は服用できません．また，健常者でも長期連用は避けなくてはいけません．

蔵前：そうですね．それと，炭酸水素ナトリウムも含まれているので，ナトリウムの摂取量が増え，血圧を上げてしまう可能性があるので長期に服用したり，服用量が多くなることがないように注意が必要です．

新米：わかりました．

蔵前：それでは，お客さんに製品の特徴を説明して，商品を選んでもらいましょう．それと，胃の具合が悪いときはなるべく消化のよいものを食べるようにすることと，乳児がいるのでむずかし

いかもしれませんが，ストレスや疲れも胃の不調の原因になるので少し休むことができればよいことをお話しできるとよいですね．

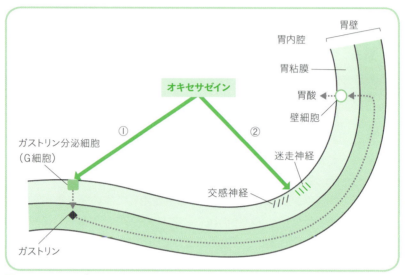

図2　オキセサゼインの働き
①ガストリン分泌細胞の刺激感受部位に作用することで刺激感受性を低下させ，血中へのガストリン分泌を抑制し，その結果，胃酸の分泌が抑えられる．②粘膜面の神経レセプターを介する迷走神経や交感神経線維中を上行する刺激をブロックすることにより，悪心や胃部不快感などを抑える．

 OTC医薬品につなげよう

新米：病院には行っていないとさきほど伺いましたが…？
　N：はい．行っていません．
新米：では，今回お勧めできるのは**サクロンQ**か**太田胃散**の2種類です．どちらも授乳中に注意する成分が入っておらず，痛みに効くものです．
　N：どういった違いがあるのですか？
新米：**サクロンQ**は胃の粘膜に直接働いて胃の痛みや吐き気，ムカ

つきなどを抑えてくれます．早く効いて胃酸も抑えてくれます．**太田胃散**はスッキリした飲み心地で，弱った胃の働きを良好にして胃液の分泌を調整する成分，出すぎた胃酸を中和する成分，消化を助ける成分が入っていて，胃の痛みや吐き気，ムカつき，胃もたれなどを改善します．

Ｎ：そうなんですね．今回は胃の痛みを早く抑えたいので，**サクロンＱ**をいただけますか？

新米：わかりました．飲み方の注意ですが，症状が出たときに1回2錠服用してください．1日3回まで服用できますが，服用間隔は4時間以上あけてください．また服用の際，噛まずに飲み込んでください．早く溶ける錠剤ですので，成分が口のなかに広がるとしびれが残ることがあります．5〜6回服用しても症状がよくならない場合には，もう一度，こちらにご相談いただけますか？ そのときに，もしお医者さんの診察が必要な場合は，ご紹介させていただきます．

Ｎ：わかりました．

新米：またお薬を服用して，頭痛，眠気，めまい，脱力感，便秘が現れたら，服用を中止して，こちらにご相談ください．

Ｎ：はい，わかりました．

新米：それから，胃の具合が悪いときは消化のよいものを食べるようにしたほうがよいです．それと，ストレスや疲れも胃の具合を悪くする原因になりますので，子育て中なのでなかなかむずかしいとは思いますが，いくらか休む時間ができると胃にもよいと思います．

Ｎ：ありがとうございます．

> **CASE 2** 　Yさん　52歳　男性
>
> 胃薬を服用しても痛みが治らなくなったというお客さんがそらの薬局にはじめて来局されました．

お客さんのシグナルを聴き出そう

新米：こんにちは．薬剤師の新米です．今日はどうされましたか？

Y：胃の痛みが頻繁に出るようになってきて，いつも市販の胃薬を買って飲んでいたんですが，このところ胃薬を飲んでも胃の痛みが治らなくなってきたんです．もっと効く胃薬はないですか？

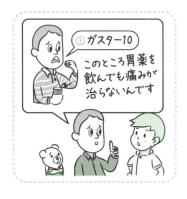

新米：頻繁に胃が痛むようになってきたということですが，最初に痛くなったのはいつごろからですか？

Y：1年くらい前からかな．最初のころはたまに痛くなるくらいだったんですが，だんだんと痛む頻度が増えてきて，ここ2〜3週間くらい毎日のように胃が痛くなるんですよ．

新米：それはおつらいですね．お薬を飲んでも胃の痛みが治らなくなってきたとのことですが，いつもお飲みになっているお薬を教えていただけますか？

Y：**ガスター10**です．前はよく効いたんですけどね．

新米：そうなんですね．現在の胃の痛みについて，もう少しお聞きしたいのですが，痛みはどのあたりが，どのように痛みますか？

Y：そうですね，みぞおちあたりがズキズキと重苦しい感じの痛みが出てきます．

新米：空腹時や食後，寝ているときなど，痛みはどういったときに出

てきますか？

Y：そういわれると，空腹時でも食後でも痛くなりますね．

新米：胃の痛み以外に，ほかに症状はありますか？

Y：痛みのほかには，お腹が張る感じや胸やけもあります．

新米：普段ストレスを感じたり，生活が不規則だったりしますか？

Y：仕事が忙しくて，ストレスはありますね．家に帰るのも遅いので，生活は不規則です．

新米：アルコールは飲まれますか？　それと，辛いものなど刺激のある食べ物をよく召し上がりますか？

Y：ビールが好きで毎日飲みます．でも，最近はビールの量は減りました．辛いものは好きですが，しょっちゅうは食べません．

新米：吐くことがあったり，便が黒くなったりしていませんか？

Y：そういったことはないですね．

新米：ほかに気になることはありますか？

Y：気になることといえば，食欲もなくなってきて，痩せました．

新米：わかりました．確認ですが，現在病院にかかっていたり，アレルギーやお薬で副作用が出たことはありますか？

Y：ありません．

STEP 2　ベテランのアドバイスを聞いてみよう①　―鑑別のポイント

新米：今来局されているお客さんですが，1年くらい前からたまに胃が痛くなることがあって**ガスター10**を時々飲んでいたそうです．ここ2〜3週間くらい毎日胃が痛くなり，**ガスター10**を服用しても効かなくなってきたとのことです．空腹時や食後にみぞおちあたりにズキズキとした重苦しい痛みが出てきて，激痛まではいかないようですが，腹部膨満感や胸やけもあります．胃の具合を悪くする原因として仕事によるストレスと不規則な生活，毎日のアルコール摂取があります．アルコールは胃の痛みが多くなってからは量が減ったそうです．吐血や下血はないそうです．それから，食欲がなくなって痩せたみたいです．

蔵前：伺った症状からすると胃潰瘍が考えられますが，痛みの頻度が

多くなったこと，**ガスター10**が効かないことが気になりますね．また，痩せたこともとても気になります．体重減少が初期症状として現れる可能性がある胃・十二指腸潰瘍，胃癌，慢性膵炎はシグナル（特徴や初期症状）をよく覚えておきましょう（**表3**）．

● **体重減少の鑑別のポイント**

表3 体重減少の原因となりやすい重大な疾患のシグナル

疾患	シグナル	
胃・十二指腸潰瘍	心窩部痛，悪心・嘔吐，食欲不振，腹部膨満感などがあり，吐血や下血（タール便）といった出血症状もある場合もある．胃潰瘍では食後の痛み，十二指腸潰瘍では空腹時の痛みが多い．食事量が減って体重が減ることもある	
	急性潰瘍	原因が明らかなことがあり，原因の除去とともに急速に回復する
	慢性潰瘍	治癒と再発を繰り返して慢性的に経過する
胃癌	早い段階で自覚症状が出ることは少なく，かなり進行しても無症状の場合もある．代表的な症状は胃の痛み・不快感・違和感，胸やけ，悪心，食欲不振などがあるが，これらは胃癌特有の症状ではなく，胃炎，胃潰瘍でも起こる．貧血，黒色便もみられる．食事がつかえる，体重が減るといった症状は注意を要する	
慢性膵炎	腹痛は急性膵炎ほど激しくないが，難治性な上腹部痛が反復する．腹痛はアルコールや脂肪摂取が引き金となる．背部痛，悪心・嘔吐，食欲不振，腹部膨満感，腹部重圧感なども生じる．膵臓機能が低下するため，消化不良となって，下痢，脂肪便，体重減少などの症状が現れ，糖尿病も生じる	

蔵前：お客さんは**ガスター10**をどのくらい服用しているのか気になりますね．添付文書には「3日間服用しても症状の改善がみられない場合は，服用を止めて，医師又は薬剤師に相談して下さい」,「2週間を超えて続けて服用しないでください」となっています．現在の**ガスター10**の服用状況をもう少し詳しく確認してみましょう．

新米：わかりました．

蔵前：**ガスター10**以外に使用している薬がないか，また，非ステロイド性抗炎症薬（NSAIDs）が原因で胃潰瘍が起こることがあるので，そのような薬を服用しているかどうか聞いてみましょう．また，喫煙の習慣や塩分の摂りすぎで胃癌のリスクが上がるので，このあたりも聞いてみましょう．

STEP 3 お客さんの症状を把握しよう

新米：**ガスター10**ですが，現在はどのくらいの頻度で飲まれてますか？

Y：毎日1錠か2錠飲んでますね．

新米：毎日1～2錠飲まれるようになったのはどのくらい前からですか？

Y：う～ん，2週間くらい前からかな．

新米：現在通っている病院はないとのことでしたが，**ガスター10**以外に使っているお薬はありますか？

Y：腰痛持ちでたびたび腰が痛くなるので，痛くなったときに**バイエルアスピリン**を使っています．

新米：**バイエルアスピリン**はどのくらい前から使っていますか？　よく飲まれるんですか？

Y：2～3年前から使っています．飲む回数は時期によって多かったり，少なくなったりしますが，だいたい週に2回か3回くらい飲みますね．

新米：そうだったんですね．それから，タバコは吸われますか？

Y：タバコは吸いますよ．

新米：どのくらい前から吸っていますか？　1日何本くらい吸われますか？

Y：そうですね，30年くらい前から吸っています．1日10本くらいです．

新米：それから，お食事なんですが，味付けの濃いものや，塩辛いものをよく召し上がりますか？

Y：味付けは濃いほうが好みで，お漬物なんかもよく食べます．

STEP 4 ベテランのアドバイスを聞いてみよう② ―受診勧奨を見極めるポイント

新米：お客さんは，**ガスター10**を2週間くらい前から1日1～2錠服用してるみたいです．また，たびたび腰が痛くなるそうで，腰の痛みに対して**バイエルアスピリン**を週に3回くらい，2～3年前から服用していたそうです．タバコは30年くらい前からで，1日10本吸っています．食事も味付けが濃いのが好みで，漬物をよく召し上がるそうです．

蔵前：まず，**ガスター10**を2週間服用しても胃の症状の改善がみられないという点が気になりますね．それと，体重減少のある胃の不調の疾患で，併用薬，喫煙，食事の内容も考慮すると胃潰瘍や胃癌が疑われますね．

新米：なるほど．そうなると，やはり病院にかかるべきですね．

蔵前：そうですね．胃潰瘍と胃癌は症状が似ていて，話を伺っただけでは判断がむずかしいものです．鑑別診断は消化器病専門医による診察が必要になります．内視鏡検査をしてもらう必要がありますね．また，ピロリ菌が胃潰瘍の原因となり，胃癌のリスクを高めるので，ピロリ菌の検査もしていただくとよいですね．

STEP 5 薬局から専門機関につなげよう

蔵前：こんにちは．薬剤師の蔵前です．今回は胃薬を飲んでも胃の痛みが改善しないということでしたね．

Y：そうなんです．何かよい薬はありますか？

新米：いろいろお聞きしたことを考えると，OTC医薬品をご購入されて対応されるよりも，一度お医者さんの診察を受けてみたほうがよろしいかと思います．

Y：私の胃の状態は，だいぶ悪そうですか？

新米：その可能性もありますが，正確な胃の状態，診断は検査をしないとわかりません．この近くにお医者さんの紹介状がなくても

受診できる消化器科のある病院は2軒あります．近くですとF消化器クリニック，1つ隣の駅にKクリニックもあります．どちらも専門のお医者さんがいるのでお勧めできますよ．

Y：そうなんですね．そしたら，家から近いF消化器クリニックに行ってみようかと思います．病院まで教えてくれて，助かりました．

蔵前：よろしければ**紹介状**もお書きしますので，病院へお持ちいただければと思います．紹介状には今回お聞きしたことをまとめておきますので，診察の役に立つかと思います．

Y：薬局で紹介状も書いてくれるんですね．近々，F消化器クリニックに行ってみようかと思います．ありがとうございました．

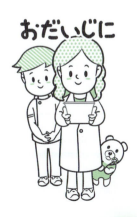

紹介状（情報提供書）

医療法人◇◇会　F消化器クリニック
滝山●●先生　御侍史

平成30年7月4日
東京都台東区蔵前 x-x-x
そらの薬局
電話 03-××××-××××
薬剤師　蔵前みどり

患者氏名　YO殿　　　　　　　性別　男性
患者住所　東京都台東区蔵前〇-〇-〇　　電話番号　03-△△△△-△△△△
生年月日　昭和41年2月5日（52歳）　　　職業　　　会社員

紹介目的

胃の痛みについてのご精査・ご加療のご依頼

主訴および当薬局での経過

　いつも大変お世話になっております．新患の方です．1年くらい前からたまに胃痛が出てくるようになり，ここ1ヵ月くらいで胃の痛みの頻度が増えたそうです．胃痛に対してOTC医薬品の「ガスター10」を服用していましたが，最近効かなくなってきたとのことです．空腹時や食後にみぞおちあたりに鈍痛が現れ，ほかの症状として腹部膨満感，胸やけ，食欲不振，体重減少がみられます．飲酒は毎日，喫煙歴30年（10本/日），仕事でのストレスあり，塩分摂取は多めです．腰痛が出ることがあるため，「バイエルアスピリン」を週2～3回服用しています．
　ご多忙のおり，大変恐縮ですが，ご高診を賜りますよう，よろしくお願いします．

現在の服用薬

　　ガスター10　　　　　　直近2週間は毎日1～2錠服用
　　バイエルアスピリン　　2～3年前より週3回くらい服用

備考

　　アレルギー歴　：なし
　　副作用歴　　　：なし

2 便秘

CASE 1 Kさん 83歳 男性

最近便秘症状がひどくなったというお客さんで，そらの薬局にはじめて来局されました．

STEP 1 お客さんのシグナルを聴き出そう

新米：こんにちは，薬剤師の新米です．今日はどうされましたか？

K：最近便秘がひどくてお腹まで張ってきついので，便秘の薬が欲しいのですが，いろいろあってよくわかりません．どの薬がよいのでしょうか？

新米：何日くらい便が出ていないのですか？

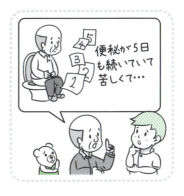

K：今回は5日間ほど出ていません．

新米：失礼ですが，今おいくつでしょうか？

K：83歳になります．

新米：普段は毎日排便がありますか？

K：以前から便は2〜3日に1回しか出ないのですが，今回は5日も出ていないので苦しくて….

新米：食欲はどうですか？

K：食べたいんですけれど，お腹が張って食べられないんです．

新米：吐いたり，頭痛がしたりすることはありませんか？

K：それはありません．

新米：今病院で何か治療を受けていたり，お薬を飲んでいたりしますか？　また，アレルギー体質といわれたり，お薬を飲んで具合が悪くなったことはありませんか？

K：今は眼科で目薬をもらっています．アレルギー体質があるといわれたことはありません．

新米：今まで大きな病気や，手術をしたことはありませんか？

K：とくにありません．

新米：今まで下剤を使ったことはありますか？

K：下剤を使ったことはありません．

STEP 2　ベテランのアドバイスを聞いてみよう①　—鑑別のポイント

新米：今来局されているお客さんですが，5日間，便が出ず，苦しいということです．

蔵前：新米くん，便秘にはどんな種類がありますか？

新米：大きく機能性便秘と器質性便秘に分けられます（表1）．器質性便秘は腸の通過障害や腸以外の器質的疾患を伴う大腸の運動機能異常によるもので，大腸癌やイレウスがこれにあたります．機能性便秘は，食事性便秘，直腸性（習慣性）便秘，弛緩性便秘，痙攣性便秘の4つに分けられます．食事性便秘は言葉通り，水分や食物繊維の少ない食事や偏った食事による便秘で，直腸性便秘は下剤や浣腸を乱用した場合に多くみられます．弛緩性便秘は大腸の緊張低下や蠕動運動低下，腹筋力低下で排便時に十分な腹圧がかけられない場合にみられます．痙攣性便秘は腸管が過緊張となって便の輸送が妨げられる場合にみられます．過敏性腸症候群などがこの類になります．

蔵前：そういえば何歳くらいのお客さんですか？

新米：83歳だそうです．

蔵前：では，高齢者の便秘の原因として，思い当たることはありますか？

新米：身体活動や食事摂取量の低下でしょうか？

蔵前：そうですね．そのほかにも，高齢者の便秘の原因として考えられるものを表2にまとめましたので，確認してください．では，

便秘で注意しないといけないことは？

新米：便秘はよくある症状ですが，腸閉塞を起こしたり，痔になったりすることもありますし，器質性便秘のように重大な疾患が潜んでいる可能性もあります．

蔵前：その通りですね．便秘の原因となりやすい重大な疾患はシグナル（特徴や初期症状）をよく覚えておきましょう（表3）．また，たかが便秘だからといって軽くみないことも大切ですね．

表1 便秘の種類

器質性便秘		腸の通過障害や腸以外の器質的疾患を伴う大腸の運動機能異常によるもの
機能性便秘（大腸癌，イレウスなどの器質的疾患を伴う）	食事性便秘	水分や食物繊維の少ない食事や偏った食事による便秘
	直腸性（習慣性）便秘	下剤や浣腸を乱用した場合に多くみられる
	弛緩性便秘	大腸の緊張低下や蠕動運動低下，腹筋力低下で排便時に十分な腹圧がかけられない場合にみられる
	痙攣性便秘	腸管が過緊張となって便の輸送が妨げられる場合にみられる

● 便秘の鑑別のポイント

表2 高齢者の便秘の原因

- 身体活動や食事摂取量の低下
- 腸管筋層の萎縮，結合織の増加
- 大腸憩室の増加
- 腸の神経の変化
- 腸管の分泌低下
- 腸がおならを吸収する機能の低下
- 直腸壁の感受性低下
- 排便に関する筋力（腹筋・横隔膜筋・骨盤底筋群など）の低下
- ライフスタイルと心理的要因
- 食物繊維の少ない食事内容，水分摂取の低下，便意の抑制
- 浣腸や下剤の習慣性
- 器質的疾患（消化管の癌，憩室炎など）による通過障害
- 全身疾患（糖尿病，脳血管障害，甲状腺機能低下症）の症状
- 薬剤性便秘

［長寿科学振興財団 健康長寿ネット：(https://www.tyojyu.or.jp/net/byouki/rounensei/benpi.html)（2018-2-19参照）を参考に著者作成］

表3 便秘の原因となりやすい重大な疾患のシグナル

疾患	シグナル
過敏性腸症候群	胃部不快感，腹痛，残便感，腹部膨満感，腹部不快感，不眠，不安，悪心・嘔吐，体重減少，頭痛，疲れやすい
イレウス（腸閉塞）	周期的に起こる強い腹痛，食欲不振，腹部膨満感，悪心・嘔吐（継続的），おならが出なくなる

蔵前：お客さんの便秘の症状はどうやってチェックしますか？

新米：まず，便秘をスクリーニングするために，質問事項を準備します（表4）．最低限薬局で聞けることはこれくらいだと思います．

蔵前：そうですね．便秘スコアリングシステム（constipation scoring system）（表5）を使用するのもよいですね．

表4 便秘スクリーニングのための質問事項

1) 相談の対象者の年齢，性別，既往歴（家族が相談にくる場合がある）
2) 今現在服用している薬
3) 日ごろの排便回数（　　日/回）
4) 日ごろの便の形状
5) 便秘の発症時期，経過
6) 腹痛，残便感，腹部膨満感などの自覚症状
7) 食欲低下，体重減少の有無
8) 血便の有無

表5 便秘スコアリングシステム

点数	0	1	2	3	4
排便回数	1～2回/1～2日	2回/週	1回/週	1回未満/週	1回未満/月
排便困難（苦痛を伴う排便努力）	まったくない	まれに	ときどき	たいてい	いつも
残便感	まったくない	まれに	ときどき	たいてい	いつも
腹痛	まったくない	まれに	ときどき	たいてい	いつも

次頁に続く

2 便秘

点数	0	1	2	3	4
排便に要する時間	5分未満	5〜9分	10〜19分	20〜29分	30分以上
排便の補助の有無	なし	下剤	要指介助 or浣腸	—	—
排便しようと思っても出なかった（回数/24時間）	0回	1〜3回	4〜6回	7〜9回	10回以上
排便の病悩期間	1年未満	1〜5年	6〜10年	11〜20年	21年以上

合計点数　/30点

まれに：1回/月未満，ときどき：1回/月以上だが1回/週未満，たいてい：1回/週以上だが1回/日未満，いつも：1回/日以上．

[Agachan F et al：A constipation scoring system to simplify evaluation and management of constipated patients. Dis Colon Rectum **39**：681-685, 1996 より引用]

 お客さんの症状を把握しよう

新米：もう少し話を聞かせてください．
K：よいですよ．
新米：以前から便秘気味でいらっしゃるようですが，便秘のお薬を飲んだりしたことはありませんか？
K：下剤を使ったことはありません．2〜3日出ないのは慣れているけれど，さすがに5日間出ないと苦しくて．
新米：いつもの便の形はどんな形ですか？　軟らかいですか，硬いですか？　また日ごろお腹が痛くなったり，ムカムカしたりすることはないですか？
K：普通，便は2〜3日に1回ですが，よい形の便が出ます．お腹が痛くなったりムカムカすることもありません．
新米：便のなかに血が混じったり，お尻が切れて出血したり，下痢と便秘を繰り返すことはありませんか？
K：いいえ，ありません．
新米：それでは何か飲んでいるサプリメント，また食べている健康食品はありませんか？

115

K：ありません．もう少し野菜を食べたほうがよいのかな．
新米：そうですね．野菜をたくさん食べると便通がよくなる人もいますね．ありがとうございます．

ベテランのアドバイスを聞いてみよう② —OTC医薬品を選ぶポイント

新米：このお客さんの症状からは重大な疾患が隠れている可能性は低そうなので，まずは今の症状を改善することが最善と考えます．
蔵前：どうしたらよいですか？
新米：5日間排便がないので，浣腸あるいは坐剤で排便を促そうと思います．そのあとは，緩下剤や整腸剤での排便コントロールと食事などの生活指導が必要だと思います．
蔵前：どんな薬剤がよいと思いますか？
新米：浣腸はグリセリン製剤の**イチジク浣腸**，坐剤は**新レシカルボン坐剤**を考えています．
蔵前：それらはどう違いますか？
新米：**イチジク浣腸**は浣腸液を直接大腸に入れることによって大腸を刺激し蠕動運動を高めます．また，成分のグリセリンが便を軟らかくして排便を促進します．**新レシカルボン坐剤**は，直腸で炭酸ガスを発生させることで大腸を刺激し，大腸の蠕動運動を促進します．
蔵前：お客さんの生活に則した食事療法や運動療法なども指導できるとよいですね．

OTC医薬品につなげよう

新米：5日も便秘をしているとつらいですね．
K：そうなんですよ．本当にお腹が張って気分が悪くなります．
新米：今回はまず，たまっている便を出して，今の症状を緩和し，それから便を軟らかくする薬を服用するとよいと考えます．そこで浣腸か坐剤を使うのがよいと思います．浣腸は挿入して10〜20分で，坐剤は20〜60分で効果が出ます．操作は浣腸よ

りも坐剤のほうが簡便です．

K：今まで使ったことがないので，浣腸を1人でするのは不安ですが，浣腸のほうが効果が出るのが早いんですよね？

新米：そうですね．時間的に効果発現は浣腸のほうが早いです．本日は帰宅後まず，浣腸を袋ごとお湯につけ人肌程度に温めます．そしてトイレに行き浣腸を肛門から挿入し，様子をみてください．それでも排便がなかったら，夜に再度使用してください．

K：それだけで大丈夫ですか？

新米：いいえ，今回はあくまでも対症療法で今の便秘を改善するにとどまっています．便秘はお薬だけで治療するものではなく，毎日の生活習慣の見直しも大事になります．食物繊維の多いお野菜などを多く摂ったり，適度な運動も必要となります．もし今後も便秘が続くときは，便秘を改善する内服薬の服用も考えてよいと思います．できれば，一度近くの内科か外科のクリニックを受診して，相談してみてはいかがでしょうか？　便秘の原因はさまざまですので，検査を受けたほうがよいと思います．

K：わかりました．本当にありがとうございました．

新米：おだいじになさってください．

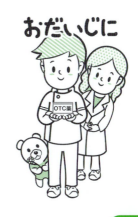

CASE 2　Oさん　78歳　男性

最近便秘と下痢を繰り返していることに不安になったというお客さんが，そらの薬局にはじめて来局されました．

STEP 1　お客さんのシグナルを聴き出そう

新米：こんにちは．薬剤師の新米です．今日はどうされましたか？

O：最近，便秘と下痢を繰り返していて，気分も悪くなって，どうしたらいいのかわからず，整腸剤でも飲んだほうがよいのかなあと思い，相談にきました．

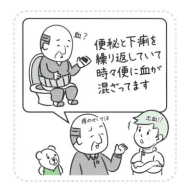

新米：何日くらい便が出ていないのですか？

O：出ないときは3日間ほど出なくて，その後に下痢になります．それを繰り返しています．

新米：失礼ですが，今おいくつでしょうか？

O：78歳になります．

新米：いつごろから調子が悪いのですか？

O：半年前くらいからなんとなく調子が悪くなったような気がします．

新米：お腹が痛かったり，ムカムカすることはありませんか？

O：下っ腹がチクチク痛かったりしますが，ムカムカすることはありません．

新米：そのほかに，お腹の症状で気になることはありませんか？

O：お腹が張り，よくおならが出ます．それから，時々便に血が混ざっていることがありました．

新米：えっ，出血しているんですか？

O：いえいえ，少しですよ．力んだときに痔が切れたって思っていました．

新米：今，病院で何か治療を受けていたり，お薬を飲んでいたりしますか？　また，アレルギー体質といわれたり，お薬を飲んで具合が悪くなったことはありませんか？

O：とくにありません．

新米：今まで大きな病気をしたり，手術をしたりしたことはありませんか？

O：63歳のころ，腸閉塞で手術をしたことはあります．

STEP 2　ベテランのアドバイスを聞いてみよう①
―鑑別のポイント

新米：今来局されているお客さんは半年前くらいから便秘と下痢を繰り返しているそうです．また，お腹が張ったり，便に血が混ざったりすることもあるそうです．ご本人は整腸剤を服用してみようとおっしゃっています．

蔵前：便に血が混ざるの？

新米：はい．本人はそんなに大量ではなく，力んだときに痔が切れたと思っているようです．

蔵前：痔が切れた際の出血も考えられますが，血便には重大な疾患が潜んでいる可能性があります（表6）．そのなかでも下線をつけた4つの疾患はシグナル（特徴や初期症状）をよく覚えておきましょう（表7）．

● 血便の鑑別のポイント

表6　血便の原因となりやすい疾患

上部消化管（黒色便）	<u>胃癌</u>，胃・十二指腸潰瘍，食道炎，逆流性食道炎
下部消化管（鮮血）	イレウス，内痔核，<u>大腸癌</u>，<u>裂肛</u>，直腸癌，卵巣腫瘍，<u>大腸憩室炎</u>，潰瘍性大腸炎，クローン病，腸重積（小児）

表7　血便の原因となりやすい重大な疾患のシグナル

胃癌	胃部不快感，下血（黒色），上腹部の痛み，胸やけ，食欲不振，悪心・嘔吐，腹部膨満感，吐血，体重減少，貧血
大腸癌	胃部不快感，下血（鮮血），血便（粘血），便秘と下痢の繰り返し，上・下部腹部の痛み，胸やけ，食欲不振，悪心・嘔吐，腹部膨満感，体重減少，貧血
裂肛	排便疼痛，出血（ペーパーにつく程度，鮮血）
大腸憩室炎	腹痛と圧痛，間欠痛（初期），下痢，悪心・嘔吐，食欲不振，便秘，排尿障害，下血

新米：このお客さんは15年前に腸閉塞の手術をしているので，腸管癒着症によるものか，あるいは大腸癌や腸閉塞などによる器質性便秘ではないでしょうか？

蔵前：確かに器質性便秘による血便の可能性もありますね．では，このお客さんに腹痛の有無や排便時のスッキリ感，便の状態を確認しましたか？

新米：下っ腹がチクチク痛いとはおっしゃっていましたが，排便時の様子などは，これから聞いてみます．

STEP 3　お客さんの症状を把握しよう

新米：3日に1回排便があるとのことでしたが，便が出たときにスッキリ感はありますか？

O：ん〜出ているんだけど，スッキリ感はなく，何か残っているような感じはあります．

新米：残便感があるんですね？　最近の便はどんな状態でしょうか？

O：出るときはほとんど下痢便で，形があるときは以前に比べて細い感じがします．だから残っている感じがするのかと思っていました．

新米：血が混ざったりするとのことでしたが，どんな血の混ざり方ですか？

O：よくはわからないけど，便に赤いゼリーみたいなものがついています．

2 便秘

ベテランのアドバイスを聞いてみよう②
―受診勧奨を見極めるポイント

新米：このお客さんですが，便の状態は細く，粘液性の血便があり，便秘と下痢を繰り返し，残便感もあるそうです．

蔵前：便が細い，粘液性の血便や残便感，便秘と下痢を繰り返していることから大腸癌が疑われますよね．

新米：大腸癌ですか…．

蔵前：お客さんは，下痢と便秘の繰り返しを改善したいと思っているようですが，ここではOTC医薬品の販売より，受診勧奨が最優先と考えます．

薬局から専門機関につなげよう

新米：Oさんは便秘と下痢を繰り返して気分が悪いから，整腸剤でも飲んでみようかなと思っているんですよね？

O：そうなんですよ．これさえなければ気分はよいと思うんですよね．

新米：正確なことは，今のお話だけではわかりませんが，今回の症状からだけみると，大腸の病気があり，それが原因で，今の症状が起きている可能性があります．

O：整腸剤だけではだめなんですか？

新米：整腸剤を服用すれば一時的には今の症状を改善できるかもしれませんが，根本的な治療にはならないと思います．腸の検査を受けられるクリニックか病院を受診されることをお勧めします．

O：でも腸の検査って苦しいんでしょ．そんな検査したくないです．

新米：確かに大腸の検査は大変だったとおっしゃる方もいらっしゃいますが，上手なお医者さんに検査してもらうと，それほど苦しくなかったとおっしゃる方も少なくありません．

O：お勧めの病院はありますか？

新米：すぐ近くに評判のよいF消化器クリニックがあります．**紹介状**をお書きしますので，お持ちください．

O：わかりました．ありがとうございます．

紹介状（情報提供書）

医療法人◇◇会　F消化器クリニック
滝山●●先生　御侍史

平成30年7月21日
東京都台東区蔵前 x-x-x
そらの薬局
電話 03-××××-××××
薬剤師　蔵前みどり

患者氏名	○○殿	性別	男性
患者住所	東京都台東区蔵前○-○-○	電話番号	03-△△△△-△△△△
生年月日	昭和15年1月28日（78歳）	職業	無職

紹介目的

　血便についてのご精査・ご加療のご依頼

主訴および当薬局での経過

　いつも大変お世話になっております．新患の方です．半年前から便秘と下痢を繰り返し，症状は少しずつですが，悪化しているようです．当薬局に整腸剤を求めて来局されました．粘血便あり，腹部膨満感あり，下腹部に疝痛あり，63歳のころに腸閉塞で手術，悪心・嘔吐・ムカムカ感なし，残便感ありとのことです．
　ご多忙のおり，大変恐縮ですが，貴科的ご高診を賜りますよう，よろしくお願いいたします．

現在の服用薬

　なし

備考

　　アレルギー歴　：なし
　　副作用歴　　　：なし

参考文献

1) MSD：メルクマニュアルプロフェッショナル，2017
2) 福本陽平（監修）：病気がみえる vol.1 消化器，第5版，メディックメディア，東京，2016
3) 坂口眞弓（編）：ここが知りたかった OTC 医薬品の選び方と勧め方，南江堂，東京，2013
4) 木内祐二（編）：アルゴリズムから考える薬剤師の臨床判断—症状の鑑別からトリアージまで，南江堂，東京，2015

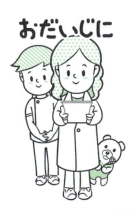

第Ⅱ部　OTC医薬品につなぐ

3　下痢

> **CASE 1**　Hさん　34歳　女性
> 　電車通勤中に腹痛が起こり，電車を降りてトイレに駆け込むことがしばしばあるというお客さんがそらの薬局にはじめて来局されました．

STEP 1 お客さんのシグナルを聴き出そう

新米：こんにちは．薬剤師の新米です．今日はどうされましたか？

H：お腹の痛みに効く，よい薬はありませんか？

新米：お客さんご本人がお使いですか？

H：私が使います．通勤時によく痛くなるんです．

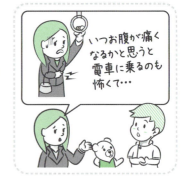

新米：そうですか．お腹の痛みというのは，差し込むような痛みですか？　それとも重くなるような痛みですか？

H：お腹が重くなり，ときにはキリキリするような痛みもあって，下痢をします．電車通勤の途中で我慢できなくなり，電車を降りてトイレに行くことがあります．いつお腹が痛くなるかと思うと電車に乗るのも怖くなります．

新米：それは大変ですね．いつごろからですか？

H：毎日ではないですが，1ヵ月ぐらい続いています．

新米：そうですか．現在，お薬やサプリメントを飲んでいたり，病院にかかっていることはないですか？　また妊娠や授乳はしてい

ませんか？

H：飲んでいる薬，サプリメントはありません．妊娠，授乳もしていません．

STEP 2 ベテランのアドバイスを聞いてみよう①―鑑別のポイント

新米：今来局されているお客さんは通勤電車のなかでお腹が痛くなり，電車を降りてトイレに行くことがあるようです．毎日ではなく，1ヵ月ぐらい前から下痢が続いているそうです．

蔵前：通勤時でなくても下痢の症状はあるのでしょうか？

新米：いいえ，それは聞いていません．

蔵前：通勤時に下痢になるのであればストレスが関係しているかもしれませんね．また，血便があるかどうかも確認しなければなりません．慢性下痢の鑑別のポイント（図1）と慢性下痢の原因となりやすい疾患を確認してみましょう（表1）．そのなかでも下線を引いた4つの疾患シグナル（特徴や初期症状）をよく覚えておきましょう（表2）．

● 慢性下痢の鑑別のポイント

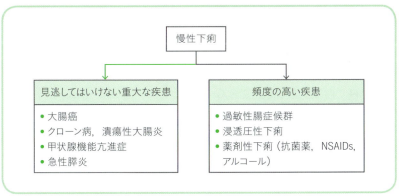

図1　慢性下痢の鑑別のポイント

表1 慢性下痢の原因となりやすい疾患

| 大腸癌，潰瘍性大腸炎，クローン病，急性腸炎（食中毒），過敏性腸症候群，乳糖不耐症，薬剤性下痢，甲状腺機能亢進症，急性膵炎 |

表2 慢性下痢の原因となりやすい疾患のシグナル

疾患	シグナル
大腸癌	早期癌の場合には無症状．進行に伴い全身倦怠感，腹痛，腹部膨満感，腹部腫瘤，便秘，貧血，下痢，粘血便など
潰瘍性大腸炎	全身倦怠感，食欲不振，発熱，慢性下痢，粘血便
クローン病	体重減少，腹痛，膨満感，発熱，下痢，血便
過敏性腸症候群	腹痛，下痢，便秘

蔵前：重大な疾患かどうかを判断するために，お客さんにどのようなことを確認すればよいでしょうか？

新米：血便，発熱，体重減少，全身倦怠感があるかどうかでしょうか？

蔵前：そうですね．それらがなければ年齢などを考慮して，緊急性のある疾患の可能性は低いですね．それに加えて，下痢を起こしそうな食べ物を摂取していないか確認しましょう．

STEP 3 お客さんの症状を把握しよう

新米：もう少し確認したいことがありますが，よろしいでしょうか？ 今続いている下痢に血は混ざっていませんか？

H：血は混ざっていません．

新米：発熱や全身がだるい感じ，体重が減ったということはありませんか？

H：それもありません．

新米：下痢を起こしそうなものを食べたりや便が軟らかくなるお薬などを飲んだりしていませんか？

H：はい，していません．仕事に行くときだけお腹が痛くなるのは，ストレスが関係するのでしょうか？ 2ヵ月前に社内の異動があり，仕事がうまくいかなくなり悩んでいます．数年前の異動

3 下痢

のときにも同じような症状があり，お医者さんに過敏性腸症候群だといわれたことがあります．下痢と便秘を繰り返すこともあります．

新米：そうだったのですね．それは大変な思いをされているのですね．

STEP 4　ベテランのアドバイスを聞いてみよう②　—OTC医薬品を選ぶポイント

新米：お客さんは血便も全身倦怠感も体重減少もないようです．食べ物や薬も関係してなさそうです．2ヵ月前の社内の異動で仕事のストレスがあるようで，それが原因かもしれません．以前，過敏性腸症候群と診断されたそうで，下痢と便秘を繰り返すこともあるそうです．

蔵前：過敏性腸症候群と診断されたことがあるのであれば，まずはOTC医薬品で対応できますね．何をお勧めしますか？

新米：感染性の下痢でなければ，やはりロペラミドなどの止瀉薬でしょうか？

蔵前：そうですね．感染性ではなさそうですので，ロペラミドなどの止瀉薬でも構いませんが，ロペラミドは習慣性があるので，どうしても下痢を止めたいという場合だけにしたほうがよいと思います．とくに今回はストレスが関係しているようですので，過敏性腸症候群の治療薬のセレキノンSでよいかと思います．セレキノンSの販売の方法は理解していますか？

新米：まだ販売したことがないのでわかりません．

蔵前：セレキノンSは要指導医薬品です．以前に過敏性腸症候群と診断された人にしか販売できません．セレキノンSの禁忌事項を表3にまとめましたので，確認しましょう．

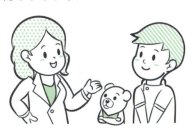

表3　セレキノンS禁忌事項

- 過敏性腸症候群の再発かどうかわからない（たとえば，今回の症状は，以前に過敏性腸症候群の診断・治療を受けたときと違う）
- 就寝中などの夜間にも，排便のためにトイレに行きたくなったり，腹痛がある
- 発熱がある
- 関節痛がある
- 血の混じった粘液便，下血がある
- 繰り返すひどい下痢がある（3回/日が1週間以上続く）
- 急性の激しい下痢がある
- 排便によってよくならない腹痛がある
- 嘔吐がある
- 最近6ヵ月以内に，予期せぬ3kg以上の体重減少がある
- 大腸癌，炎症性腸疾患（クローン病，潰瘍性大腸炎など）の既往がある
- 本剤または本剤の成分に対してアレルギー症状を起こしたことがある
- 15歳未満である

STEP 5　OTC医薬品につなげよう

新米：以前お医者さんに過敏性腸症候群だと診断されたときに，処方されたお薬はありますか？

H：何か薬を飲みましたが覚えていません．でも，お薬手帳は持っています．

新米：ありがとうございます．お薬手帳を確認いたします．以前はセレキノン錠（100 mg）と整腸剤を飲まれていますね．そのときにお薬を飲んで気分が悪くなったり，蕁麻疹のようなアレルギー症状が出たりはしなかったでしょうか？

H：ありません．

新米：今回，表3に記載された事項に該当しなければ，以前お医者さんに処方されたお薬と同じものを販売できます．一緒に確認していきましょう．

H：該当するものはありません．

新米：それでは**セレキノンS**を販売できますので飲み方の説明をしま

すね．1日3回，1回1錠を食前または食後に，水またはお湯で噛まずに服用してください．
- H：どれぐらいの期間飲んだらよいのでしょうか？
- 新米：まずは1週間服用して，症状がよくならなければ一度こちらに相談にきてください．症状がよくなった場合でも2週間を超えて服用する場合も相談していただけますか？ お医者さんの診察が必要な場合は，紹介させていただきます．
- H：わかりました．ストレスをためすぎないようにしてみます．
- 新米：そうですね．それと，食事にも注意してください．下痢がひどい場合は，脱水症状にならないように適度な水分と塩分の摂取を忘れないようにしてください．便秘のときには食物繊維の多い食事を摂るように心がけてください．また，乳酸菌の多いヨーグルトなどを食べるのも効果的です．
- H：ありがとうございます．食事にも気をつけてみます．

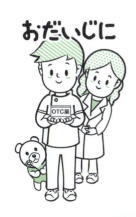

第Ⅱ部　OTC医薬品につなぐ

> **CASE 2**　Mさん　31歳　男性
> 今朝から発熱を伴う急な下痢や血便があるというお客さんがそらの薬局にはじめて来局されました．

STEP 1 お客さんのシグナルを聴き出そう

新米：おはようございます．薬剤師の新米です．今日はどうされましたか？

M：今日の朝から下痢がひどくて，何かよい下痢止めはありますか？

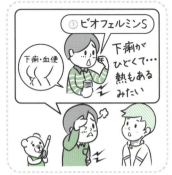

新米：下痢だけでしょうか？　血便は出ていませんか？

M：熱っぽくてしんどいです．便に少し血も混ざっていました．体温を測りたいのですが，体温計はありますか？

新米：体温を測ってみましょう．最近体重が急に減ったりしていませんか？

M：体重は減っていません．熱は38度です．いつもより高いです．

新米：発熱があるみたいですね．ほかに気になる症状はありませんか？

M：とくにないです．

新米：現在病院にかかっていたり，お薬やサプリメントを飲んでいたりしますか？

M：病院には行っていません．普段は薬やサプリメントは飲んでいませんが，あまりにも下痢がひどいので今日の朝から家にあった**ビオフェルミンS**を飲んでいます．それでも全然よくなりません．だから下痢止めを買いにきました．

STEP 2 ベテランのアドバイスを聞いてみよう① ―鑑別のポイント

新米：今来局されているお客さんは今朝から発熱と急なひどい下痢が続いているようです．血便も出ているそうです．今朝から**ビオフェルミンS**を服用しているそうです．それでもよくならないとのことです．下痢止めを求めていらっしゃいます．

蔵前：急な下痢と血便，発熱ですね．どのような疾患が考えられるでしょうか？

新米：血便があるので，潰瘍性大腸炎，クローン病，大腸癌，急性腸炎が考えられますが，熱があるので急性腸炎を疑いました．

蔵前：そうですね．それでは急性下痢になりうる疾患をまとめてみましょう（**図2**）．急性腸炎であれば安易に止瀉薬は販売しないほうがよいですね．急性下痢となりやすい疾患を確認してみましょう（**表4**）．そしてそれらの疾患のシグナル（特徴や初期症状）をよく覚えておきましょう（**表5**）．

● 急性下痢の鑑別のポイント

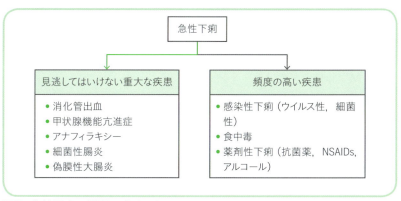

図2　急性下痢の鑑別のポイント

表4 急性下痢の原因となりやすい疾患

急性腸炎（食中毒），急性膵炎，偽膜性大腸炎

表5 急性下痢の原因となりやすい重大な疾患のシグナル

疾患	シグナル
急性腸炎（食中毒）	急な下痢と発熱，まれに血便．病原菌により潜伏期間は異なる
偽膜性大腸炎	抗菌薬の使用により腸内細菌叢の変化（菌交代現象）によりもともと腸内にいたクロストリジウム・ディフィシルが増殖し，その産生毒素が原因となり下痢を引き起こす
急性膵炎	下腹部痛，背部痛，発汗，強膜黄疸

蔵前：お客さんに昨夜，何を食べたのか確認しましたか？

新米：いいえ，まだ確認していません．3日くらい前なら食べたもので腸炎になった可能性があります．海外旅行も含めて確認してみます．

 お客さんの症状を把握しよう

新米：昨日の夕食は何を食べましたか？

M：昨日の夕食はラーメンです．

新米：そうですか．今日の朝食は何を食べましたか？

M：今朝はお腹が痛くて何も食べていません．

新米：何も食べられないのは大変ですね．3日以内に生もの，もしくは十分火を通していない肉や魚を食べていませんか？

M：おとといの夜に生卵を食べました．

新米：最近，海外旅行に行ったり，周りの人で下痢をしている人はいませんか？

M：海外には行っていませんし，周りに下痢や発熱の人もいません．

ベテランのアドバイスを聞いてみよう② —受診勧奨を見極めるポイント

新米：お客さんはおとといの夜，生卵を食べたそうです．それ以外，思い当たるようなものはないそうで，海外旅行にも行っていません．周囲の人にも下痢や発熱の人はいないそうです．

蔵前：そうすると，生卵による食中毒の可能性がありますね．生卵で起こりやすい急性腸炎の原因菌は何か知っていますか？

新米：鳥サルモネラ菌ですね．

蔵前：そうです．鳥サルモネラ菌の潜伏期間は知っていますか？

新米：覚えていないです．

蔵前：では表6で食中毒を起こす原因菌の潜伏期間をまとめましたので確認しましょう．

表6 食中毒の原因菌の潜伏期間と症状

原因菌	潜伏期間	症状
サルモネラ	1〜3日	悪心・嘔吐，緑色の水様性下痢，腹痛，38度以上の発熱，血便
コレラ	1〜3日	東南アジアなどへの旅行中または帰国後，米のとぎ汁様下痢，急速な脱水症状
カンピロバクター	2〜7日	腹痛，下痢（はじめ水様性，ときに粘血便），発熱
腸炎ビブリオ	12時間	腹痛，水様性〜粘液性の下痢（まれに血便）
病原性大腸菌	3〜5日	強い腹痛，水溶性下痢，血便
ノロウイルス	1〜2日	嘔吐，水様性下痢，発熱，腹痛
ロタウイルス	1〜3日	嘔吐，水様性下痢，発熱（39度），白色の便

薬局から専門機関につなげよう

蔵前：おはようございます．薬剤師の蔵前です．今回は急な下痢と発熱でおつらそうですね．

M：そうなんです．下痢がひどいんです．何かよい下痢止めはありませんか？

蔵前：今回は下痢のほかに熱や血便もありますので，OTC医薬品で簡単に治療しないほうがよいと思います．正確な診断はお医者さんの診察を受けていただいたほうがよいと思います．ここの近くに消化器専門のF消化器クリニックがありますので，受診されてはいかがでしょうか？

M：それなら今から行こうかな．

新米：今からF消化器クリニックに行かれるのであれば，**紹介状**をFAXでお送りしますがいかがでしょうか？

M：ありがとう．そんなことまでしてくれるのですね．助かります．よろしくお願いします．

参考文献

1) 植木寛(編)：病態生理・生化学, 第2版, 廣川書店, 東京, 2011
2) 野口善令(監)：カンファレンスで学ぶ臨床推論の技術, 日経BP社, 東京, 2015
3) 医療情報科学研究所：病気がみえる vol.6 免疫・膠原病・感染症, メディックメディア, 東京, 2015

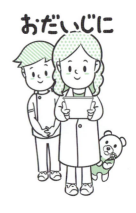

紹介状（情報提供書）

医療法人◇◇会　F消化器クリニック
滝山●●先生　御侍史

平成30年8月10日
東京都台東区蔵前 x-x-x
そらの薬局
電話 03-xxxx-xxxx
薬剤師　蔵前みどり

患者氏名	MO殿	性別	男性
患者住所	東京都台東区元浅草○-○-○	電話番号	03-△△△△-△△△△
生年月日	昭和61年9月5日（31歳）	職業	会社員

紹介目的

発熱を伴う急性下痢についてのご精査・ご加療のご依頼

主訴および当薬局での経過

　いつも大変お世話になっております．本日の朝より急な下痢と血便，38度の発熱で来局された方です．おとといの夜に生卵を食べたそうです．定期的な服用薬はありませんが，本日の朝よりOTC医薬品のビオフェルミンSを服用されています．

　ご多忙のおり，大変恐縮ですが，貴科的ご高診を賜りますよう，よろしくお願いします．

現在の服用薬

　　ビオフェルミンS（整腸剤）

備考

　　　アレルギー歴　：なし
　　　副作用歴　　　：なし

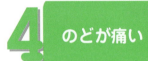

のどが痛い

CASE 1　Mさん　45歳　女性

昨夜，のどの痛みと微熱の症状が出たということで，そらの薬局にはじめて来局されました．

STEP 1　お客さんのシグナルを聴き出そう

新米：こんにちは．薬剤師の新米です．今日はどうされましたか？

M：かぜを引いたみたいです．何かよい薬ありますか．

新米：かぜとのことですが，具体的にはどのような症状ですか？

M：昨夜，熱が37度くらい出て，今朝になったらのどが痛いんです．

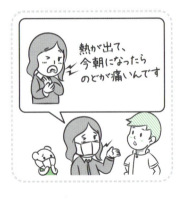

新米：それはおつらいですね．今も熱は変わらずありますか？

M：測ってないけど，ありそうです．でもつらいのはのどの痛みかな．

新米：わかりました．のどの痛みを抑えるお薬ですね．確認ですが，今お飲みのお薬はありますか？

M：便秘がちなので，下剤をたまに飲みます．ほかはとくにありません．

新米：わかりました．現在病院にかかっていたり，アレルギーやお薬で副作用が出たことはありませんか？

M：ありません．

STEP 2　ベテランのアドバイスを聞いてみよう①
　　　　　─鑑別のポイント

新米：今来局されているお客さんですが，昨日からかぜを引かれたそうです．症状としては昨日から微熱が継続し，今朝からのどの痛みが出ているそうです．

蔵前：なるほど．のどは，ものを飲み込むときに痛むのか，それ以外のときに痛むのか確認しましたか？

新米：いいえ，確認していません．

蔵前：のどの痛みについて一様に考えがちですが，ものを飲み込むときに痛いのか，そうではないのかということが疾患の見極めのうえで重要になります．のどの痛みが必ずしも咽頭痛ではないことを理解しましょう（図1）．

新米：知りませんでした．お客さんに嚥下時痛の有無を確認してみます．

蔵前：のどの痛みを起こしうる主な疾患を確認してみましょう（表1）．そのなかでも，下線をつけた4つの疾患はシグナル（特徴や初期症状）をよく覚えておきましょう（表2）．

● のどの痛みの鑑別のポイント

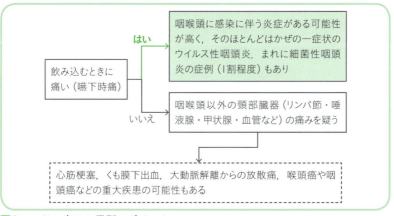

図1　のどの痛みの鑑別のポイント

表1 のどの痛みの原因となりやすい疾患

咽頭炎，喉頭炎，扁桃炎，扁桃周囲膿瘍，唾石症，唾液腺炎，咽頭癌，喉頭癌，急性喉頭蓋炎，胃食道逆流症，咽喉頭異常感症，うつ病

表2 のどの痛みの原因となりやすい重大な疾患のシグナル

疾患		シグナル
扁桃周囲膿瘍		急性扁桃炎が悪化して起こる．片側性の強烈な咽頭痛．高熱を伴い，開口障害が起こる．
急性喉頭蓋炎		声門の上にある喉頭蓋が急激に腫れることで気道を塞ぎ，腫れのひどい場合には窒息をきたす危険性が高い疾患
咽頭癌（初期症状）	上咽頭癌	鼻腔に近いため，鼻づまり・中耳炎・頭痛
	中咽頭癌	のどの痛みや腫れ，首のリンパ節の腫れ
	下咽頭癌	のどの違和感や痛み，声のかすれ（嗄声）
喉頭癌（初期症状）	声門癌	声のかすれ（嗄声）
	声門上癌・下癌	のどの違和感，ものを飲み込んだときの痛み

蔵前：Mさんはのどの痛みと微熱のみのようなので，はっきりしませんが，典型的なかぜの症状は，①鼻汁，②咳，③咽頭痛（嚥下時痛）です．この3つの症状が1日前後の間隔で同程度存在すれば，ほぼ「かぜ症候群」と考えてよいと思います．

新米：お客さんは3つの症状のうち，まだのどの痛みしか出ていませんが，症状が出始めて間もないので，ほかのかぜ症状がこれから出る可能性もありますよね．現在ののどの痛みが，嚥下時痛かどうか，念のため確認してみます．

蔵前：そうですね．嚥下時痛であれば今回はかぜということで判断してよいかと思いますが，もし薬を服用しても症状が軽快しない場合にはほかの疾患の可能性も考えて再度来局してもらうように伝えましょう．嚥下時痛が主訴の場合，ほとんどの場合はウイルス性の咽頭炎，いわゆるかぜの一症状です．

4　のどが痛い

 お客さんの症状を把握しよう

新米：今回の症状はのどの痛みということでしたが，ものを飲み込むときに痛みますか？
M：そうです．つばを飲み込むのが一番つらいです．
新米：そうですか．ほかにのどの違和感や，首の前のあたりが腫れているということはないですか？
M：そういうことはないですね．
新米：わかりました．

 ベテランのアドバイスを聞いてみよう②
―OTC医薬品を選ぶポイント

新米：お客さんののどの痛みは，嚥下時痛で間違いないようです．
蔵前：そうですね．今回は適切なOTC医薬品をお勧めしましょう．
新米：トラネキサム酸を含有している，**コルゲンコーワ鎮痛解熱LXα**をお勧めしようかと思いますが，どうでしょうか？
蔵前：のどの痛みにトラネキサム酸がよいと考えたのですね．トラネキサム酸の働きは理解していますか？
新米：正直なところ，よくわからないです…．
蔵前：**図2**で説明しましょう．
新米：トラネキサム酸がプラスミンを抑えて，炎症を抑制するのですね．
蔵前：そうです．では，トラネキサム酸の気をつける点として，何がありますか？
新米：血栓傾向のある患者さんには慎重投与という点でしょうか．
蔵前：そうですね．トラネキサム酸はプラスミンに結合することで，プラスミンによるフィブリンの分解を阻害するため，止血薬としても使用されます．血栓を安定化させ，血が止まりやすくなるため，血栓症のある患者さんには慎重投与となります．
新米：お客さんの既往歴はとくにないので，**コルゲンコーワ鎮痛解熱LXα**をお勧めしようかと思います．

蔵前：よいですね．うちの薬局には，ほかにもトラネキサム酸含有の**ペラックT錠**があるので，お客さんに選んでいただいてもよいでしょう．2つ商品の違いを説明できますか？

新米：**コルゲンコーワ鎮痛解熱LXα**は，解熱鎮痛成分としてロキソプロフェンナトリウム水和物を，**ペラックT錠**は，抗炎症成分として甘草を含有しています．

蔵前：そうですね．ロキソプロフェンナトリウム水和物は，15歳未満の小児には使用できませんし，腎機能の低下が考えられる高齢者には腎機能障害も出やすいため，使用する場合には注意が必要ですね．また，甘草の特徴的な副作用である偽アルドステロン症にも注意しましょう．

新米：**ペラックT錠**は解熱鎮痛成分が含有されていません．

蔵前：そうですね．ロキソプロフェンナトリウム水和物を含有していないので，7歳以上であれば使用できますし，高齢者でも比較的使用しやすい薬です．もしご家族が今後服用される機会があるならば，こちらをお勧めするのもよいと思います．

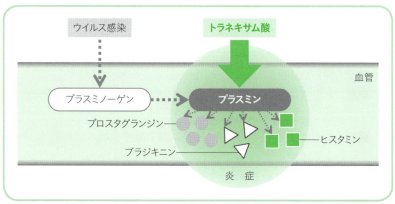

図2　トラネキサム酸の働き
生体がウイルスなどに感染すると，血液中に流れているプラスミノーゲンがプラスミンに変化する．プラスミンはプロスタグランジン，ブラジキニン，ヒスタミンなどの化学伝達物質を増加させ，同時に血管を拡張する．それによって血管の透過性があがり，炎症を引き起こす．トラネキサム酸は，炎症時に異常に活性化した炎症部位のプラスミンを抑えることによって，炎症を引き起こす化学伝達物質の生成を抑制する．

4　のどが痛い

 OTC医薬品につなげよう

新米：現在便秘のお薬をたまに服用されているということでしたが，血が固まりやすいご病気や喘息などはお持ちではないですか？

M：とくにありません．

新米：わかりました．今回お勧めできるのは，やはり**コルゲンコーワ鎮痛解熱LXα**か**ペラックT錠**の2種類のお薬です．

M：何が違うのかしら？

新米：どちらものどの痛みを抑えるお薬で，炎症を抑える成分は同じトラネキサム酸が入っています．**コルゲンコーワ鎮痛解熱LXα**は痛み止めとしてロキソプロフェンナトリウム水和物が入っていて，速やかに痛みを抑えます．**ペラックT錠**は甘草という漢方が入っていて，炎症を抑えます．こちらのほうが，7歳以上のお子さんやご高齢の方でも服用できるお薬です．

M：そうなのね．飲むのは私だけなので，速やかに痛みに効いてくれたほうがよいから，こちらの**コルゲンコーワ鎮痛解熱LXα**をいただこうかしら．

新米：飲み方の注意ですが，痛みのあるときだけ服用するようにしてください．空腹時は避け，1回1錠を1日2回，服用間隔は4時間以上あけてください．再度症状が出た場合に1日3回まで服用できます．もし，痛みが強くなったり，声が出なくなったりしたら，すぐに医療機関を受診してください．また，3～5日間服用しても痛みがよくならない場合には，もう一度，こちらにご相談していただけますか？　そのときに，もしお医者さんの診察が必要な場合は，ご紹介させていただきます．

M：わかりました．

新米：お薬を飲みはじめてから，胃もたれ，胸やけ，むくみなどが現れたら服用を中止してこちらにご相談ください．熱があると脱水にもなりやすいので，水分も意識して多めに摂るようにしてくださいね．

M：わかりました．

141

第Ⅱ部　OTC医薬品につなぐ

> **CASE 2**　Sさん　58歳　男性
> 数ヵ月ほど前からのどの違和感があり，いろいろ薬を飲んでみたものの，改善しないとのことで，そらの薬局にはじめて来局されました．

　お客さんのシグナルを聴き出そう

新米：こんにちは．薬剤師の新米です．今日はどうされましたか？

S：数ヵ月前からのどの調子が悪いんだよ．のどが痛いのと，声がかすれるんだよね．薬を使ってみたけれどあまりよくならなくて．お勧めの薬はないかな？

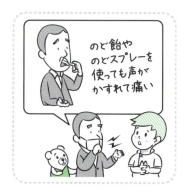

新米：のどの痛みということですが，ものを飲み込むと痛みますか？

S：う〜ん，確かに食事をしているときは飲み込むのが大変になったよ．のどに何かある感じかな．

新米：それはおつらいですね．今お飲みのお薬をはありますか？

S：飲んでいる薬はないよ．趣味がカラオケでね，最近年のせいか高い声が出づらくなって，歌う前に**浅田飴AZのどスプレーS**をシュッとのどにやるんだ．

新米：のどスプレーを使うと声は今まで通りに出ますか？

S：効いている気はするけど，前よりは声が出ないね．気持ちの問題なのかな．

新米：確かに，今も少しかすれているようですね．ほかに気になる症状はありませんか？

S：ないね．

新米：わかりました．確認ですが，現在病院にかかっていたり，アレルギーやお薬で副作用が出たことはありますか？

S：ないよ．

 ベテランのアドバイスを聞いてみよう①
―鑑別のポイント

新米：今来局されているお客さんですが，数ヵ月前からのどの痛みと嗄声があるそうです．のどの痛みは嚥下時痛というよりは違和感があるそうです．服用薬剤はありませんが，今現在はのどスプレーを使用しているそうです．

蔵前：主訴はのどの痛みと嗄声ですね．嚥下時痛ではないので，感染性の咽頭炎ではなさそうですね．数ヵ月前から症状が続いていることと，嗄声が気になりますね．嗄声の原因となりやすい主な疾患を確認してみましょう（表3）．下線をつけた3つの疾患はシグナル（特徴や初期症状）をよく覚えておきましょう（表4）．

● 嗄声の鑑別のポイント

表3　嗄声の原因となりやすい疾患など

急性嗄声	急性上気道炎，アナフィラキシー，気道内異物，咽喉頭逆流，<u>急性喉頭蓋炎</u>，大動脈解離
慢性嗄声	慢性喉頭炎，咽喉頭逆流，甲状腺機能低下症（粘液水腫），橋本病，喫煙，悪性腫瘍（<u>喉頭癌</u>，甲状腺癌，肺癌，縦隔腫瘍），<u>声帯ポリープ</u>，声帯結節，神経筋疾患

表4　嗄声の原因となりやすい重大な疾患のシグナル

疾患	シグナル
喉頭癌（初期症状）	嗄声，のどの痛みや異物感，血痰，首のしこり，呼吸がしにくい，嚥下障害
急性喉頭蓋炎	急性嗄声．声門の上にある喉頭蓋が急激に腫れることで気道を塞ぎ，腫れのひどい場合には窒息をきたす危険性が高い疾患
声帯ポリープ	嗄声，のどの痛み・違和感．のどの使いすぎなどによる炎症性の腫瘤で，大きな声を出さずに安静にしていれば，自然治癒することもある

> **コラム　喉頭癌**
>
> 咽頭癌は，発生頻度が低く［癌全体の0.6％（2005年）］，男性の患者が非常に多い疾患（罹患患者の男女比10:1）です．喫煙のリスクが高く，喉頭癌患者の90％以上が喫煙者です．過度の飲酒もリスクとなります．治癒率は80％以上と高く，声も命も失わないためにも早期発見が重要です．腫瘍の部位によって，声門癌，声門上癌，声門下癌の3つに分けられます．

蔵前：お客さんに喫煙，飲酒の習慣は確認しましたか？
新米：いいえ，聞いていません．
蔵前：喫煙，飲酒の影響による嗄声の可能性もあるかもしれませんし，喫煙歴がなければ，喉頭癌の可能性は低くなりますので，お客さんに聞いてみましょう．

STEP 3　お客さんの症状を把握しよう

新米：最近息苦しいなどの症状はないですか？
S：とくに感じたことはないね．
新米：そうですか．タバコは吸われますか？
S：タバコはもう30年以上吸ってるよ．1日1箱くらいかな．
新米：飲酒はされますか？
S：するよ．お酒も大好きだから，毎日欠かしたことはないよ．

STEP 4　ベテランのアドバイスを聞いてみよう②
―受診勧奨を見極めるポイント

新米：お客さんですが，喫煙歴は30年以上，飲酒も毎日されるそうです．現在息苦しさなどの症状はないようです．
蔵前：嗄声が出る慢性的な疾患で，のどに違和感があるということだと声帯ポリープか，喉頭癌が考えられると思います．
新米：なるほど．ただ，臨床的な判断は薬局ではむずかしいということですね．
蔵前：そうですね．まずは耳鼻咽喉科を受診していただきましょう．

4 のどが痛い

耳鼻咽喉科で喉頭鏡を用いて直接喉頭をみたり，必要に応じてX線やCTを撮ってもらったほうがよいでしょう．

 薬局から専門機関につなげよう

蔵前：こんにちは．薬剤師の蔵前です．今回はのどの違和感と声のかすれということでしたね．

S：そうだよ．俺，なんの病気なのかな？

蔵前：正確な診断については，お医者さんの診察を受けてからとなりますが，今お聞きしたことを考慮すると，OTC医薬品をご購入されるより，一度お医者さんの診察を受けたほうがよろしいかと思います．ご勤務先がこのあたりでしたらG耳鼻咽喉科医院がありますよ．

S：そしたらG耳鼻咽喉科医院にしようかな．そのまま行って大丈夫？

蔵前：そのままでも大丈夫ですが，よろしければ紹介状をお書きしますので，お持ちいただければ診察がスムーズにいくかと思います．

S：薬局でもそんなことしてもらえるんだね．助かるよ．明日行ってみるから帰りにまた寄るね．ありがとう．

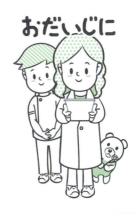

紹介状（情報提供書）

医療法人▽▽会　G耳鼻咽喉科医院
大門▽▽先生　御侍史

平成30年9月20日
東京都台東区蔵前 x-x-x
そらの薬局
電話 03-××××-××××
薬剤師　蔵前みどり

患者氏名	SO殿	性別	男性		
患者住所	東京都台東区三筋○-○-○			電話番号	03-△△△△-△△△△
生年月日	昭和35年9月3日（58歳）			職業	会社員

紹介目的

のどの違和感と嗄声についてのご精査・ご加療のご依頼

主訴および当薬局での経過

　いつも大変お世話になっております．新患の方です．数ヵ月前から，のどの違和感と嗄声が出ているそうです．喫煙歴30年以上，飲酒は毎日．趣味のカラオケで高音が出なくなったため，歌う前に浅田飴AZのどスプレーを頓用されています．

　ご多忙のおり，大変恐縮ですが，貴科的ご高診を賜りますよう，よろしくお願いします．

現在の服用薬

　　浅田飴AZのどスプレーS　　　　　　　　カラオケ前 頓用

備考

　　　アレルギー歴　：なし
　　　副作用歴　　　：なし

生理痛

CASE 1 Mさん 20歳台 女性

生理痛に悩んでいるというお客さんが，そらの薬局にはじめて来局されました．

STEP 1 お客さんのシグナルを聴き出そう

新米：こんにちは．薬剤師の新米です．今日はどうされましたか？

M：生理痛の薬を買いたいのですが，何かよい薬はありますか．

新米：生理痛とのことですが，どのような痛みですか．

M：我慢できないほどではありませんが，お腹の下のほうが痛いです．

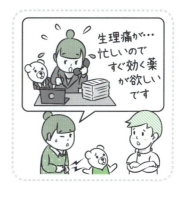

新米：それはおつらいですね．普段，お使いのお薬はありますか？

M：いいえ，薬はほとんど使っていません．ただ，最近仕事が忙しいので，すぐ効く薬が欲しいです．

新米：そうなんですね．生理に関してですが，出血が多かったり，血の塊のようなものが出てくることはありますか．

M：出血が多いと思いませんし，血の塊のようなものも出ません．

新米：わかりました．生理痛のお薬ですね．確認ですが，現在病院にかかっていたり，アレルギーやお薬で副作用が出たことはありますか．

147

M：ありません．

> **STEP 2** ベテランのアドバイスを聞いてみよう①
> ―鑑別のポイント

新米：今来局されているお客さんですが，生理痛で下腹部が痛いそうです．今まで薬はほとんど使ってなく，我慢できないほどの痛みではないものの，最近仕事が忙しく，すぐ効く薬が欲しいそうです．

蔵前：なるほど．生理痛について，痛みの起こる時期や性質については確認しましたか．

新米：いいえ，確認していません．

蔵前：生理痛と聞くと一様に考えがちですが，痛みの起こる時期や痛みの性質を確認することが疾患を見極めるうえでは重要です（表1）．下腹部痛の状態によっては生理痛だけでなく，重大な疾患が潜んでいる可能性があることを理解しましょう．

新米：知りませんでした．お客さんに痛みの起こる時期や性質についても確認してみます．

蔵前：生理痛は器質的原因のあるものとないものに分けられます．そのなかでも，器質的原因とされるもので下線をつけた3つの疾患はシグナル（特徴や初期症状）をよく覚えておきましょう（表2，3）．

● 生理痛の鑑別のポイント

表1　痛みの時期と性質

- 月経数日前〜月経後まで起こる持続性の痛み
  ➡器質的原因による可能性を疑う
- 月経初日〜2日目に起こる痙攣性，周期性の痛み
  ➡子宮内膜から産生されるプロスタグランジンによる子宮の過収縮による

表2　痛みの器質的原因となりやすい疾患

<u>子宮内膜症</u>，<u>子宮腺筋症</u>，<u>子宮筋腫</u>，骨盤内癒着，子宮頸管狭窄，子宮奇形

表3 生理痛の器質的原因となりやすい重大な疾患のシグナル

疾患	シグナル
子宮内膜症	月経時の下腹部痛・腰痛，月経時以外の下腹部痛・腰痛，性交痛，排便痛，腹膜刺激症状（チョコレート囊胞の破裂），不妊
子宮腺筋症	過多月経，鉄欠乏性貧血，慢性下腹部痛・腰痛，不妊・流産・早産
子宮筋腫	過多月経，鉄欠乏性貧血，慢性下腹部痛・腰痛，筋腫による圧迫症状として頻尿・排尿障害・便秘・下肢静脈瘤，不妊・流産・早産

蔵前：お客さんの痛みは我慢できる程度ということですが，一般的な生理痛の症状は，月経初日〜2日目に起こる痙攣性，周期性の痛みです．過多月経はないようなので，痛みが月経初期の短期間なものであれば生理痛といってよいと思います．

新米：お客さんの痛みが月経前後も続く症状だったとしたら，生理痛以外の原因も潜んでいる可能性を考えないといけませんね．

蔵前：そうですね．月経初期のみの痛みであれば，今回は生理痛ということで判断してよいかと思いますが，鎮痛薬を服用しても症状が軽快しない場合，鎮痛薬の服用日数が長引く場合にはほかの疾患の可能性も考えて再度来局してもらうように伝えましょう．後は，生理痛以外に気になる症状がないかについても確認するとよいでしょう．

新米：わかりました．

STEP 3 お客さんの症状を把握しよう

新米：生理痛の起こる時期ですが，生理期間中ずっとありますか？

M：いいえ，痛みが出るのは生理開始から2日間ぐらいです．その後はおさまります．

新米：その間の痛みですが，継続的に痛みますか，それとも短時間でおさまりますか？

M：痛みは座っていたり，じっとしていると気になりますが，動い

ているときや寝ているときはあまり気になりません．

新米：わかりました．生理痛以外に気になる症状はありますか？

M：生理前になるとイライラするのですが，よい対処法があれば知りたいです．後は，生理になると便が少し緩くなるのが気になるぐらいです．

新米：わかりました．

STEP 4 ベテランのアドバイスを聞いてみよう② ─OTC医薬品を選ぶポイント

新米：お客さんの痛みですが，一般的な生理痛で間違いないようです．生理痛以外の症状としては，生理前にイライラすること，生理になると軟便気味だとの話がありました．

蔵前：そうですか．痛みに関しては生理痛ということで，OTC医薬品をお勧めしましょう．生理痛によさそうなOTC医薬品はなんだと思いますか？

新米：生理痛なのでイブプロフェン製剤をお勧めしようと思います．生理痛専用薬の**エルペインコーワ**はどうでしょうか．腹痛に効果的なブチルスコポラミン臭化物も入っています．

蔵前：なるほど．生理痛は，子宮内膜から産生されるプロスタグランジンによる子宮の過収縮によるものですが，イブプロフェンには，プロスタグランジンの産生抑制効果があり，ブチルスコポラミン臭化物には，子宮平滑筋の収縮を抑える効果に加え，軟便を伴う下腹部痛にも効果があります．では，ブチルスコポラミン臭化物の気をつける点として，何がありますか．

新米：抗コリン作用があるので，緑内障の方には使用できません．

蔵前：そうですね．緑内障だけでなく，ブチルスコポラミン臭化物は服用後，ものがぼやけたり，まぶしくみえることがありますので，車の運転をする方への注意も必要です．

新米：お客さんには車の運転の有無が確認できてないので，確認してみます．

蔵前：そうですね．それともう1つ，生理前にイライラするとの話もあったかと思います．イライラするのは生理前だけなのか，生

理中にもイライラ症状があれば，催眠鎮静成分の入った薬剤を選択肢に入れてもよいでしょう．うちの薬局には**イブクイック頭痛薬**があります．この薬に関して，気をつける点としては何がありますか？

新米：催眠鎮静成分が入っているということで，眠気が出る可能性があります．さきほどのお話だと仕事が忙しいとのことだったので，もしかしたら眠気が出るのは困るかもしれません．

蔵前：そうね．そうなるともう1つ，車の運転にも眠気にも影響のない薬で**ナロンメディカル**も候補に挙げておきましょう．**ナロンメディカル**はイブプロフェン単味製剤だけど，イブプロフェンの含有量は200 mgと多めです．

新米：なるほど．今までの情報を踏まえて，表にまとめてみました（**表4**）．

表4 生理痛にお勧めする医薬品の比較

成分	解熱鎮痛成分 イブプロフェン	鎮痛鎮痙成分 ブチルスコポラミン臭化物	催眠鎮静成分 アリルイソプロピルアセチル尿素
ナロンメディカル	200 mg		
エルペインコーワ	150 mg	○ （車の運転注意）	
イブクイック頭痛薬	150 mg		○ （眠気注意）

新米：車の運転がなければ，生理中の軟便にも対応できる**エルペインコーワ**がよさそうです．生理痛もイライラが強いようなら**イブクイック頭痛薬**をお勧めします．眠気や運転に問題があれば，**ナロンメディカル**を候補に挙げたいと思います．

蔵前：そうね．あとは生理前のイライラに関してだけど，イライラが生理前のみであれば月経前症候群（premenstrual syndrome：PMS）の可能性があります．最近では**プレフェミン**という西

洋ハーブのチェストベリーを用いた医薬品もありますので，確認してみましょう．

新米：わかりました．

OTC医薬品につなげよう

新米：仕事中や日常生活で車の運転をすることはありますか？

M：通勤は電車ですが，車の運転は休みの日にすることがあります．

新米：わかりました．もう1つ確認ですが，生理前にイライラするとのことでしたが，イライラは生理中も続きますか．

M：イライラするのは生理のはじまる1週間ぐらい前からですが，生理がはじまると自然と落ちつきます．

新米：わかりました．今回お勧めする薬は**エルペインコーワ**，**イブクイック頭痛薬**，**ナロンメディカル**です．

M：何が違うのかしら？

新米：まず**エルペインコーワ**ですが，痛みを抑える成分に加え，生理による下腹部痛に効果の高いブチルスコポラミン臭化物という成分が入っています．こちらはお客さんの症状の1つである生理中の軟便症状にも対応できます．ただ，服用後に目がまぶしく感じる場合があるので，運転する方には注意が必要です．次に**イブクイック頭痛薬**ですが，痛みを抑える成分に加え，痛みを助ける催眠鎮静成分を含み，こちらはイライラする場合にも効果があります．ただ，人によって眠気を感じる場合があります．最後に**ナロンメディカル**ですが，痛みを抑える成分のイブプロフェンだけのお薬なので，眠くなることはありません．

M：どれもよさそうな薬ですね．車の運転に関しては，休みの日にたまにするぐらいなので，薬を服用したときに運転しなければ大丈夫でしょうか．眠くなるのは仕事に支障をきたす可能性があるので，眠くならない薬があるようでしたらそちらを選びたいです．

新米：**エルペインコーワ**を服用される場合，服用した日は車の運転を行わないことをお勧めします．服用翌日以降に関しては運転し

5 生理痛

　　　て問題ありません．

M：それでしたら，生理中にお腹が緩いのも気になるので**エルペインコーワ**を購入します．

新米：ありがとうございます．飲み方の注意ですが，できるだけ空腹時を避けて1回1錠お飲みください．服用間隔は4時間以上あけて，1日3回までにしてください．痛みは我慢せず，痛みが出始めたなと思ったら早めに飲むとより効果が高いです．それと，さきほど確認したことの繰り返しになりますが，服用後の車の運転は控えてください．

M：わかりました．車の運転は気をつけます．

新米：それと，生理前1週間ぐらいイライラするとのことでしたが，生理がはじまると症状が落ち着くということですと，月経前症候群（PMS）という症状の可能性があります．こちらで診断まではできませんが，症状の軽いものであれば規則正しい生活，十分な睡眠，適度な運動として骨盤の血流を改善するウォーキングや屈伸運動など取り入れるのも効果的です．また，**プレフェミン**という月経前症候群治療薬もございますので，症状がつらくなるようでしたらいつでもご相談ください．

M：そうします．ありがとうございました．

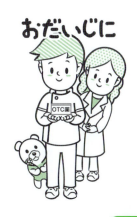

第Ⅱ部　OTC医薬品につなぐ

> **CASE 2**　Sさん　27歳　女性
>
> そらの薬局をかかりつけ薬局として利用してくださるTさんが来局されました．Tさんのお嬢さんのSさんが，昨日から生理痛がひどく，起き上がれずに寝込んでいるそうです．

お客さんのシグナルを聴き出そう

T：すみません，強めの痛み止めをいただきたいのですが．
新米：Tさん，こんにちは．強めの痛み止めをということですが，どうされましたか．
T：娘の生理痛がひどいの．昨日からお腹と腰が痛くて動けないっていって寝込んでるわ．いつもの痛み止めじゃ効かないから，強めの薬を買ってきてっていわれてきたんだけど．

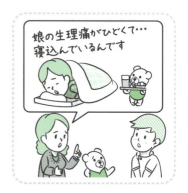

新米：それは大変ですね．Sさんが今，お飲みのお薬はわかりますか？
T：**バファリン**よ．私も頭痛で飲むことがあるから家に置いてあるの．
新米：**バファリン**ですが，色々な種類が販売されています．どれかわかりますか（といいながら，薬局にある**バファリンA**，**バファリンルナi**，**バファリンプレミアム**をみせる）？
T：これだわ（といって**バファリンプレミアム**を手に取る）．でも，ここ1，2ヵ月ぐらいかしら，娘が頻繁に薬を飲んでるみたいで，すぐに薬がなくなっちゃうのよ．
新米：そうなんですね．それまでもSさんはお薬を服用されてましたか．
T：ええ．今までも薬は服用していたわ．つらそうにはしてたけど，薬を飲みながら仕事にも行ってたし．生理痛でこんなに長く寝込むのははじめてだわ．

154

新米：そうでしたか．Sさんですが生理中，出血量が多い，血の塊のようなものがが出てくるなどといったお話はされてましたか．

T：生理中は頻繁にトイレへ行ってるけど，それって出血量が多いってことかしら．血の塊のようなものが出てくるって話は聞いたことがないわ．

新米：わかりました．確認ですが，Sさんは現在病院にかかっていたり，アレルギーやお薬で副作用が出たことはありますか．

T：ないと思います．

STEP 2　ベテランのアドバイスを聞いてみよう①
—鑑別のポイント

新米：Sさんですが，昨日から生理痛がつらく，起き上がれず寝込んでいるそうです．Tさんのお話によると，今まで服用していた**バファリンプレミアム**が効かないので，強めの薬が欲しいとのことですが，ここ1，2ヵ月で鎮痛薬の服用量も増えているようです．

蔵前：Sさん，生理痛で1日寝込んでる状態ともなるとつらいでしょうね．それと，鎮痛薬の連用も気になるわ．Tさんでわからない点もあると思うけど，妊娠や出産の経験については確認しましたか．

新米：いいえ，確認していません．

蔵前：生理痛は器質的原因のあるものとないものに分けられますが，Sさんの症状には痛みの器質的原因となりやすい疾患が潜んでいる可能性があります（**表2**, p148）．ここは復習になりますが，生理痛の器質的原因とされるもので下線をつけた3つの疾患はシグナル（特徴や初期症状）をよく覚えておきましょう（**表3**, p149）．

● 生理痛の鑑別のポイント

蔵前：Sさんの腹痛，腰痛がどのぐらいの期間続いてるものかはわかりませんが，鎮痛薬の使用頻度を考えると，長期にわたり痛みが続いていることが考えられます．現在の年齢を考えると，子

宮内膜症ということであるとすれば，このまま放置していると，将来の不妊につながる可能性もあります．

新米：それは心配ですね．

蔵前：Sさんについて，すべての症状は把握できないかもしれないけど，Tさんに子宮内膜症と思われる症状がないか，聞いてみましょう．

STEP 3　お客さんの症状を把握しよう

新米：Tさん，Sさんの様子について，わかる範囲でもう少し教えて下さい．まず，痛みについてですが，腹痛と腰痛がひどいのは生理中だけでしょうか．普段から痛がる様子はありますか．

T：そういえば，普段から腰が痛いっていってるわ．生理のとき以外にも痛み止めを飲んでるとすれば，痛み止めが減っているのも納得いくわね．

新米：そうなんですね．それから，Sさんは今までに妊娠，出産をされた経験はありますか．

T：いいえ．まだ独身だし，妊娠，出産の経験はないわ．でも，27歳だし，いつ妊娠，出産となってもおかしくないわよね．今すぐ結婚はないと思うけど，彼氏はいるみたいだし．

新米：わかりました．

STEP 4　ベテランのアドバイスを聞いてみよう②
　　　　　―受診勧奨を見極めるポイント

新米：Sさんですが，生理中だけでなく，普段から腰痛があるようです．妊娠，出産に関しては経験ないとのことですが，彼氏がいるそうで，今後についてはわかりません．

蔵前：生理中だけでなく，普段から腰痛があるということだと，子宮内膜症の可能性があるわね．

新米：なるほど．ただ，臨床的な判断は薬局ではむずかしいということですね．

蔵前：ええ．子宮内膜症かどうかの鑑別診断は産婦人科専門医による

診察が必要になります．また，今回は以前より痛みが強く，**バファリンプレミアム**でも改善しないということは，まったく違う病気の可能性もありますので，Sさんには，早めに産婦人科を受診いただくようにしましょう．

新米：わかりました．

 薬局から専門機関につなげよう

蔵前：Tさん，こんにちは．Sさんは現在，生理痛がつらくて自宅で寝込んでおられるのですね．

T：はい．今はトイレに行くのがやっとのようで，外に出るのも大変そうなので私が代わりに薬局へきました．

蔵前：正確な診断については，お医者さんの診察を受けてからとなりますが，今お聞きしたことを考慮しますと，OTC医薬品をご購入されるより，一度お医者さんの診察を受けたほうがよいと思います．ご自宅の近くですと，H産婦人科クリニックがあります．

T：わかりました．娘をH産婦人科クリニックへ連れて行きます．そのまま行っても大丈夫？

蔵前：そのまま向かっていただいても大丈夫かと思いますが，よろしければ**紹介状**をお書きしますので，お持ちいただければ診察がスムーズにいくかと思います．

T：薬局でもそういうことがしてもらえるんですね．助かります．でも，いきなり産婦人科に行きましょうっていったら，娘はいやがるかしら．

蔵前：確かに，最初は抵抗があるかもしれませんが，単なる生理痛ではなく，ほかの病気が隠れていることもありますし，重度の生理痛は将来，不妊へとつながるケースもありますので，なるべく早めに医療機関を受診することをお勧めします．

T：わかりました．

紹介状（情報提供書）

医療法人□□会　H産婦人科クリニック
八幡○○先生　御侍史

平成30年10月10日
東京都台東区蔵前 x-x-x
そらの薬局
電話 03-xxxx-xxxx
薬剤師　蔵前みどり

患者氏名　SO殿　　　　　　性別　女性
患者住所　東京都台東区蔵前○-○-○　　電話番号　03-△△△△-△△△△
生年月日　平成3年8月20日（27歳）　　職業　会社員

紹介目的

　生理痛についてのご精査・ご加療のご依頼

主訴および当薬局での経過

　いつも大変お世話になっております．新患の方です．日常的に腰痛があり，生理時には痛み止めを服用していたとのことですが，今回は薬を服用しても腹痛，腰痛が治まらず，寝込むほどの状態で日常生活が困難とのことです．痛み止めはOTC医薬品のバファリンプレミアム（イブプロフェンとアセトアミノフェンの合剤）を服用されておりました．
　ご多忙のおり，大変恐縮ですが，貴科的ご高診を賜りますよう，よろしくお願いします．

現在の服用薬

　　　バファリンプレミアム　　　　　　　　　　　生理痛時 頓用

備考

　　　アレルギー歴　：なし
　　　副作用歴　　　：なし

水虫

CASE 1　Nさん　48歳　男性

そらの薬局をかかりつけ薬局として利用してくださるNさんが，今回は水虫の悩みで来局されました．

STEP 1　お客さんのシグナルを聴き出そう

N：私は梅雨になると，水虫に悩まされます．よい薬はありますか？

新米：Nさん，こんにちは．水虫の場所はどこですか？　また，以前に治療されましたか？

N：右足です．以前はほかの薬局で買った**ダマリンL液**という薬を使用して，よくなっていました．梅雨の時期だけちょっと使用してやめる．その繰り返しを毎年しています．**ダマリンL液**はしみるから，水虫はよくなったらすぐにやめていました．

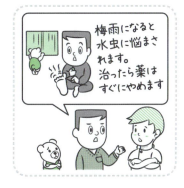

新米：確認ですが，アレルギーやお薬で副作用が出たことはありますか？

N：ありません．

新米：わかりました．それでは，いつからその症状ですか？

N：温泉に行ってからこの症状ですので，3年くらい前からでしょうか．本格的に治したいと思っていますが，薬を続けるのがむずかしくて…．

159

第Ⅱ部　OTC医薬品につなぐ

STEP 2　ベテランのアドバイスを聞いてみよう①
―鑑別のポイント

新米：Nさんですが，3年間くらい水虫に悩まされているとおっしゃっていました．また，**ダマリンL液**で改善していたようです．水虫の可能性が高いです．

蔵前：そうですね．**ダマリンL液**で改善していたら，水虫と判断してよさそうですね．ただ，皮膚疾患はみることが重要です．みて確認しましたか？

新米：いいえ，確認していません．

蔵前：水虫には型があり（**表1**），その型により使用する薬が変わってきます．

新米：知りませんでした．確認してきます．

蔵前：そうですね．詳しく症状も確認しましょう．それと重要なポイントですが，家族などの身近な方にも同じような症状の方がいらっしゃるかを確認しましょう．

新米：なぜですか？

蔵前：もし身近な方が水虫であると，一緒に治さないと，一度治っても再発してしまうからです．

新米：わかりました．ありがとうございます．

コラム　水虫の病因・発症機序

水虫は，白癬菌が皮膚に入って発症する外因性の感染症であり，発症には感染機会が大きく関係します．白癬患者と同居，老人ホーム・介護施設・寮などの施設で集団生活，共同浴場・プール・スポーツ施設などの利用頻度が多い場合に感染機会は増えます．

足白癬の発症要因として，①環境因子（高温，多湿など），②皮膚の問題（足の指間が狭い，蒸れと多汗のため湿潤している．微小な傷があるなど），③生活習慣（革靴，長靴，安全靴，ブーツ，厚い靴下などを長期間着用するなど），④不適切なスキンケアなどが挙げられます．さらに付着した白癬菌の菌種，菌量，病原力，落ちにくい指間への付着など菌側の要因も関与します．爪・手白癬は，本人の足白癬から拡大することが多いため，足白癬を治療せず放置することが最大のリスクとなります．

足白癬は健康な若い人にも多く，少なくとも発症の初期段階では免疫能の低下はあまり関係ないとされています．しかし，足白癬患者に免疫能の低下があると，難治・重症化し，爪白癬などほかの病型に拡大する危険性が高くなります．

水虫の鑑別のポイント

表1　水虫の種類とそのシグナル

水虫の型	シグナル	
趾間型	もっとも多く，薬指と小指の間に好発	
	乾燥趾間型	趾間に鱗屑を生じる
	湿潤趾間型	趾間が白くふやけ湿潤し，ただれや亀裂を伴う場合が多くみられる
小水疱型	土踏まずや足の縁などに小さな水疱や鱗屑を生じ，膿疱やただれを起こすこともあり，かゆみを伴う	
角質増殖型	水虫が慢性化し足の裏の皮膚が硬くなり，乾燥して白くひび割れる	

［小見川香代子：水虫．ここが知りたかったOTC医薬品の選び方と勧め方, 第2版, 坂口眞弓（編），南江堂，東京，2015を参考に著者作成］

STEP 3　お客さんの症状を把握しよう

新米：Nさん，足をみせていただいてもよろしいでしょうか？

N：サンダルできたのでどうぞみてください．

新米：右足の薬指と小指の間が少しジュクジュクしていますね（図1）．傷も確認できます．少し赤くなっているので炎症もありそうです．かゆみはどうですか？　また，ほかに気になる症状がありますか？

N：少しかゆみがあります．

新米：わかりました．ありがとうございます．それと，家族などの身近な方にも同じような症状の方がいらっしゃいますか？

N：妻も同じような症状です．

第Ⅱ部　OTC医薬品につなぐ

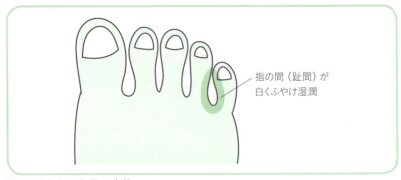

図1　Nさんの右足の症状

 ベテランのアドバイスを聞いてみよう②
—OTC医薬品を選ぶポイント

新米：湿潤趾間型の水虫の可能性があります．
蔵前：そのようですね．
新米：湿潤趾間型の水虫で考えると，パウダー剤が適しているような気がします．パウダーが患部を乾燥させますし，ジュクジュクしているところに薬が入ってサラサラした感じを長く保てます．**ブテナロックＶα爽快パウダー**はどうでしょうか．かゆみ止め成分のクロルフェニラミンマレイン酸塩とクロタミトンが配合されていますし，抗炎症作用のグリチルレチン酸も配合されています．
蔵前：なかなかよい考え方ですね．湿潤趾間型の水虫で考えると，パウダー剤もよい選択ですが，Nさんの場合は，**ダマリンL液**が患部にしみるから継続できなくて，長年苦しんでいると思います．**ブテナロックＶα爽快パウダー**はスプレー剤であり，アルコールを使用しているため，傷があるときには刺激となり，炎症を悪化させるおそれがあります．さらにℓ-メントールも配合しています．Nさんは傷があるので，アルコール非含有あるいは微量の剤形を選択すべきです．補足になりますが，**ダマリンL液**もアルコールとℓ-メントールを配合しています．

162

新米：アルコールが含まれる商品が多いのですね．

蔵前：ジュクジュクした患部には，刺激の少ない軟膏はどうでしょうか．クリームでもよいと思いますが，軟膏は吸湿性があり，患部も保護します．多少べとつきますが，Nさんの一番の問題は薬をすぐやめてしまうことであり，改善すべきことはしみない薬を選び，1〜3ヵ月は続けていただくことだと思います．湿潤趾間型の水虫はパウダー剤と決めつけないほうがよいでしょう．

新米：はい，わかりました．それでは**ピロエースZ軟膏**はどうでしょうか．

蔵前：よいと思います．抗炎症作用のグリチルレチン酸も配合されていますので，炎症が改善すれば，かゆみもよくなると考えます．傷もあり，念のために二次感染予防としてイソプロピルメチルフェノールも配合されているので，よりよいと思います．**表2**に水虫の剤形での分類を示しておきます．

新米：奥様も同じような症状があるようなので，奥様と一緒に治すことを説明しましょう．

表2　水虫の型に適した剤形

水虫の型	軟膏	クリーム	ゲル	液	パウダー	スプレー
乾燥趾間型	○	○	○	○		○
湿潤趾間型	○	○			○	
小水疱型（破裂していない）	○	○		○		○
小水疱型（破裂している）	○	○			○	
角質増殖型	○	○	○			

[小見川香代子：水虫．ここが知りたかったOTC医薬品の選び方と勧め方，第2版，坂口眞弓（編），南江堂，東京，2015より引用]

STEP 5　OTC医薬品につなげよう

新米：Nさん，お待たせしました．今回お勧めできるのは**ピロエースZ軟膏**です．以前に**ダマリンL液**を使用して，よくなったものの，しみるためにすぐやめてしまわれたとのことでしたので，しみにくいお薬を選ばせていただきました．水虫を治すのはもちろんですが，患部が少し赤くなっておりますので，そちらもよくなる成分が入っています．赤みが改善すれば，かゆみもよくなります．そして，1日1回，水虫のところに塗ってください．お風呂上がりがよいと思います．しっかり水気を取ってから塗ってください．お風呂上がりは患部が清潔で，浸透がよく，お薬が効きやすくなります．水虫は広く寄生しているので，患部より広めに塗るとよいでしょう．3ヵ月はお薬を毎日使用してください．

N：わかりました．**ピロエースZ軟膏**をください．これなら続けられそうです．そして今度こそ治せそうです．

新米：ありがとうございます．3〜4日，毎日使用しても症状が改善しない場合は，一度，様子をみせていただけますか？　水虫でない場合もありますし，皮膚科を受診されたほうがよい場合もあります．また，もしかしたら奥様も水虫かもしれませんので，その場合は一緒に治すことをお勧めします．身近な方も一緒に治さないと，一度治っても再発することがよくあります．

N：今度，妻も連れてきます．

新米：何かございましたらいつでもお声がけください．そして，患部はいつも清潔にしてください．通気性をよくしたり，乾燥させることが重要ですので，靴のなかを乾燥してくれるインソールや5本指ソックスなどは効果的です．また，インソールは時々交換してください．

N：ありがとうございます．

6 水虫

> **CASE 2** Aさん 62歳 男性
> そらの薬局をかかりつけ薬局として利用してくださるAさんが，足の爪について相談に来局されました．

STEP 1 お客さんのシグナルを聴き出そう

A：こんにちは．最近，家族に足の爪が変だっていわれるんですが，何か病気でしょうか？

新米：Aさん，こんにちは．場所はどこですか？

A：場所は左足の親指の爪です．少し前に，足がかゆくて水虫の薬を使っていました．**ピロエースZ軟膏**という薬だったかな．左足の裏に塗っていました．今は結構よくなってきましたよ．でも爪と関係ないですよね．

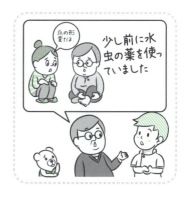

新米：わかりました．少々お待ちください．

STEP 2 ベテランのアドバイスを聞いてみよう①
―鑑別のポイント

新米：えーと，爪の薬は何があったかな…．よく調べないと．

蔵前：薬の確認をする前に，何の疾患を考えますか？

新米：左足の親指の爪が不自然で，左足の裏に水虫の薬を少し前に使ってよくなってきている．あっ，爪白癬の可能性があります．

蔵前：そうですね．爪白癬は第1趾（親指）に多く，すべての爪が同時に感染することは少ないです．さらに，本人の足白癬から拡大することが多く，足白癬を治療しないで放置することが最大の問題です．爪白癬は複数の病型がありますが，爪の先端や側縁部の爪甲下の角質増殖と白濁，脆弱化を呈し，上からみると

165

白く濁る病型がもっとも多いといわれています．また，爪甲の先端部が楔状に白濁，爪甲表面がはがれやすく白色化，基部の爪甲下の混濁を呈することもあります．患部をみて確認しましたか？

新米：すみません．まだ確認していないです．

蔵前：足の裏の水虫から拡大して，爪白癬になった可能性がありますね．足の裏も確認してください．また，日常生活に不都合が生じていないかも確認しましょう．それでは，爪の変形の原因となる疾患を確認してみましょう（表3）．爪の変形の原因は，爪白癬以外にもさまざまあり，下線を引いた4つの疾患はシグナル（特徴や初期症状）をしっかり覚えておきましょう（表4）．

新米：わかりました．ありがとうございます．身近な方にも同じような症状の方がいらっしゃるかどうかも確認します．

● 爪の変形の鑑別のポイント

表3　爪の変形の原因となりやすい疾患

<u>爪白癬</u>，<u>爪カンジダ症</u>，<u>扁平苔癬</u>，<u>尋常性乾癬</u>，貧血（スプーン爪），慢性心疾患・肺疾患（バチ状指），爪囲湿疹，外傷性爪変形

表4　爪白癬と間違えやすい疾患

疾患	シグナル
爪白癬	初期は爪の先端部分に縦方向の線がみられ，進行すると爪の厚さが増し，もろくなり，先端から爪が崩れていく
	通常は足白癬（いわゆる水虫）に合併して発生する
爪カンジダ症	症状は爪白癬に似ているがやや黄色みを帯びている
	水仕事をする人に多い
扁平苔癬	爪が薄くなり部分的に消失することもある
	口腔内に湿疹が出ることが多い
	皮膚の異常な角質化によって起こる

次頁に続く

6 水虫

疾患	シグナル
尋常性乾癬	皮膚が赤くなって盛り上がり，表面に雲母のような白い垢が付着する
	一部がポロポロとはがれ落ちる
	ストレスや物理的刺激で悪化することがある

STEP 3　お客さんの症状を把握しよう

新米：Aさん，足をみせていただいてよろしいでしょうか．

A：どうぞみてください．親指のところは痛くもかゆくもないですよ．

新米：まったく症状がないのですね．わかりました．爪の変形は左足の親指の爪だけのようですね．爪が白く濁っているようです．左足の裏はポツポツと小さい水疱が，わずかにありますね．

A：時々，足の裏がかゆくなります．まだ，完全に治ってないのでしょうか．

新米：そのようですね．それと，持病は何かありますか？

A：お医者さんから脂質異常症といわれています．コレステロールの値が高いので，シンバスタチン錠5 mgという薬を，1年くらい前から飲んでいます．

新米：確認ですが，アレルギーやお薬で副作用が出たことはありますか？

A：ありません．

新米：ありがとうございます．日常生活に不都合が生じていませんか？　身近な方にも同じような症状の方がいらっしゃったら教えてください．

A：爪が切りにくいです．靴下が破れたこともありました．そういえば，靴も履きにくいです．少し歩きにくいかな…．でも年だから諦めています．身近に同じ症状の人はいません．

新米：ありがとうございます．

STEP 4 ベテランのアドバイスを聞いてみよう②
—受診勧奨を見極めるポイント

新米：Aさんの足を確認しました．爪の変形は左足の親指の爪だけでした．爪は白く濁っていました．また，脆弱化も確認できました．親指のところは痛くもかゆくもないとのことですが，左足の裏はポツポツと小さい水疱がわずかにあり，時々足の裏がかゆいとのことでした．

蔵前：どのように考えますか？

新米：足の裏にポツポツと小さい水疱があり，かゆみもあります．小水疱型の水虫かもしれません．それを考えると，爪は爪白癬…，という可能性があります．

蔵前：私もそう思います．

新米：日常生活に不都合もありますが，Aさんは病気とは考えていないようです．持病は，脂質異常症で，シンバスタチン錠5mgだけを1年くらい前から飲んでおり，アレルギーや薬の副作用はないとのことです．そして，身近な方には同じような症状の方は，いらっしゃらないようです．

蔵前：小水疱型の水虫だけでしたら，薬局で対応できるかもしれませんが，爪白癬以外の疾患の可能性も考えると，むずかしいですね．爪白癬の場合はまず皮膚科で爪に白癬菌がいるかどうか，調べてもらう必要がありますし，爪白癬とわかっても，OTC医薬品で根本治癒できる薬は今のところありません．皮膚科専門医による診察が必要です．Aさんには皮膚科がある病院やクリニックへ受診していただくようにしましょう．

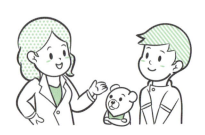

6 水虫

 薬局から専門機関につなげよう

蔵前：こんにちは．Aさんの足の爪は爪白癬の可能性があります．爪白癬を治療するには，まず白癬菌がいるかどうかをはっきりさせなければなりませんので，皮膚科を受診されるのがよいと思います．また，爪の変形は白癬以外でも起こりますので，まずしっかり調べてもらったほうがよいと思います．

A：えっ…，そんなに大変な病気なのですか？

蔵前：爪白癬は塗り薬だけでは，なかなかよくなりません．飲み薬を飲んだほうがよいのですが，お薬の副作用や飲み合わせがあるので，やはり皮膚科に相談したほうがよいと思います．

A：そうですか，わかりました．皮膚科に行ってみます．

蔵前：皮膚科に行かれるなら，**紹介状**を持っていくとスムーズに診察ができますので，お書きしましょうか．

A：ありがとうございます．お願いします．いつも通っている病院には皮膚科がなさそうなのですが，どこに行けばよいですか．

蔵前：この近くのI皮膚科医院はいかがでしょうか．

A：I皮膚科医院ですね．近いので明日にでも行ってみます．

蔵前：よろしければ，後日，経過を教えてください．おだいじに．

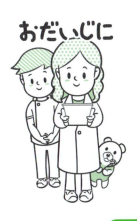

169

紹介状（情報提供書）

医療法人●●会　I皮膚科医院
浅間□□先生　御侍史

　　　　　　　　　　　　　　　　　　　　平成 30 年 11 月 30 日
　　　　　　　　　　　　　　　　　　　　東京都台東区蔵前 x-x-x
　　　　　　　　　　　　　　　　　　　　そらの薬局
　　　　　　　　　　　　　　　　　　　　電話 03-xxxx-xxxx
　　　　　　　　　　　　　　　　　　　　薬剤師　蔵前みどり

患者氏名	AO殿	性別	男性
患者住所	東京都台東区駒形○-○-○	電話番号	03-△△△△-△△△△
生年月日	昭和31年11月29日（62歳）	職業	会社員

紹介目的

左足の母趾爪と左足の裏の水疱についてのご精査・ご加療のご依頼

主訴および当薬局での経過

　いつも大変お世話になっております．当薬局にこられた方です．脂質異常症と診断され，シンバスタチン錠5mgを約1年前より内服されています．最近，家族に左足の母趾爪が変だといわれていたようで，相談にこられました．念のために足を確認したところ，左足の母趾爪と左足の裏に水疱があり，受診が必要と判断いたしました．左足の裏がかゆくて水虫薬のピロエースZ軟膏を少し前に使っておられましたが，今はよくなってきているとのことです．左足の母趾爪も変形しています．受診をお勧めしたところ貴院での受診を希望されております．
　ご多忙のおり，大変恐縮ですが，貴科的ご高診を賜りますよう，よろしくお願いいたします．

現在の服用薬

シンバスタチン錠 5 mg	1 錠	夕食後

備考

アレルギー歴　：なし
副作用歴　　　：なし

腰が痛い

> **CASE 1**　Sさん　39歳　男性
> 　くしゃみをした拍子に腰に激痛が走ったSさんの代わりに奥様のTさんがそらの薬局に来局されました．

STEP 1　お客さんのシグナルを聴き出そう

新米：こんにちは．薬剤師の新米です．今日はどうされましたか？

T：すみません，ぎっくり腰に効く飲み薬が欲しいのですが….

新米：ぎっくり腰はどなたですか？

T：主人なの．くしゃみの拍子に「はうっ！」と声をあげてそのまま動けなくなってしまっ

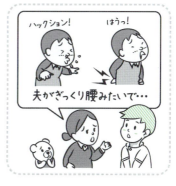

て．貼り薬はかぶれやすいから飲み薬が欲しいみたいだけど，何かよいお薬はないかしら？

新米：それはお気の毒に．痛みが出たのはいつごろですか？

T：3時間ほど前かしら？

新米：3時間ほど前ですね．ほかに気になる症状はありませんか？

T：とくにありません．

新米：確認ですが，Sさんは現在お薬や健康食品を飲んでいたり，アレルギーやお薬で副作用が出たことはありますか？

T：飲んでいる薬はありません．アレルギーはカニくらいです．

STEP 2 ベテランのアドバイスを聞いてみよう① ―鑑別のポイント

新米：旦那さん，くしゃみの拍子に腰を痛めたようですね．やはりぎっくり腰でしょうか？

蔵前：広義のぎっくり腰は急性に起こる腰痛の俗称でさまざまな原因を含んでいます．脊椎や内臓など原因が特定できる特異的腰痛と，原因ははっきりと特定できないが，90％が6週間程度で回復する非特異的腰痛に分けられ，狭義のぎっくり腰は非特異的腰痛を指します．非特異的腰痛であれば，OTC医薬品を使って痛みに対処しながら様子をみてもよいと思います．状況から非特異的腰痛の可能性は高いですが，緊急度の高い特異的腰痛が隠れていることがあるため注意したほうがよいですね．楽な姿勢があるか，じっとしていれば痛みが治まるかなど安静時の状態を確認しましたか？

新米：いいえ，確認していません．

蔵前：緊急度の高い疾患は安静時にも痛んだり，悪化したりすることが多いので，安静時の症状の確認は重要です（**図1**）．急性腰痛の原因となりやすい疾患を確認しましょう（**表1**）．そのなかでも，下線をつけた4つの疾患はシグナル（特徴や初期症状）をよく覚えておきましょう（**表2**）．

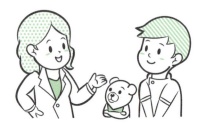

● 急性腰痛の鑑別のポイント

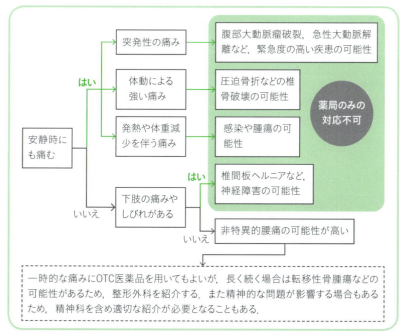

図1 腰痛の鑑別のポイント

表1 急性腰痛の原因となりやすい疾患

非特異的急性腰痛，腰椎椎間板ヘルニア，腰椎分離症，腰椎圧迫骨折，尿管結石，急性腎盂腎炎，化膿性脊椎炎，帯状疱疹，腹部大動脈瘤破裂，急性大動脈解離など

表2　急性腰痛の原因となりやすい重大な疾患のシグナル

疾患	シグナル
非特異的急性腰痛	腰椎やその周辺組織のさまざまな部位が疼痛発生の原因となりうる．大部分は1～2週間で，約90％は6週間以内に自然治癒する．痛みは体動によって増悪し，安静によって軽減あるいは消失する．
腰椎椎間板ヘルニア	激しいスポーツや，急に重いものを持ち上げるなどして椎間板に強い圧力がかかり，髄核が突出した状態．突出した髄核により神経が圧迫され腰痛や脚の痛み，しびれ，感覚鈍麻などを起こす
腰椎圧迫骨折	高齢の女性，ステロイドを長期服用中の方など骨粗鬆患者に多くみられる．軽い尻もちや重いものを持ち上げたときに起こりやすく，椎体がつぶれて変形し，強い痛みを伴う．骨折の箇所，程度にもよるが，安静時は比較的痛みは軽度だが体動により強い痛みを生じる
尿管結石	腎臓で形成された結石が尿管を閉塞することで痛みが生じる．しばしば冷汗，嘔吐を伴う．背部の叩打痛があり，結石の移動に伴う痛みの移動を生じる．安静時にも痛むが，石が膀胱に達すると痛みが消失する．

蔵前：とくに突発性の場合，安静・体動に関係なく強い痛みが持続・悪化するようであれば，内臓疾患由来の特異的腰痛が疑われ，緊急受診が必要です．体動により痛みが悪化するが，安静時に痛みがほぼ消失するようであれば，非特異的腰痛または腰椎圧迫骨折の可能性が高いですが，下肢のしびれや痛みを伴う場合は腰椎椎間板ヘルニアなど神経障害が疑われるため注意が必要です．とくに馬尾神経が圧迫されると自転車のサドル部分が当たるところに麻痺が生じるサドル型感覚消失を起こします．これは馬尾症候群と呼ばれる症状の1つで，早急に（48時間以内が推奨）手術をしないと排尿障害や排便障害などが残る可能性があります．そのほか，発熱や痛みの移動なども重症疾患のシグナルです．さきほどほかに気になる症状はないとおっしゃっていましたが，念のために確認しましょう．

お客さんの症状を把握しよう

新米：旦那さんはじっとしていても痛いとか，痛みが悪化するようなことはいっていませんでしたか？

T：いいえ，最初は横になったまま動かなかったけど，今は椅子に座ってしまえば楽だからといって仕事をしています．

新米：念のため確認ですが，熱が出たり痛みやしびれがほかの場所に出たりするようなことはいっていませんでしたか？

T：くしゃみばかりしていたからかぜでも引いているかと思ってここにくる前に熱は測ったけど，そのときは平熱だったわ．痛みの場所もずっと同じところを気にしているみたいだから，痛みが移動していることはないと思うわ．

 ベテランのアドバイスを聞いてみよう②
―OTC医薬品を選ぶポイント

新米：旦那さんは安静にしていれば痛みはおさまり，発熱，ほかの場所の痛みやしびれもなさそうです．

蔵前：では今のところ非特異的急性腰痛と考えてよさそうですね．今回は適切なOTC医薬品をお勧めしましょう．内服薬をご希望されていましたね．

新米：はい，外用薬はかぶれるとのことでした．ぎっくり腰に対する内服薬にはどんなものがよいのでしょうか．

蔵前：まず『腰痛診療ガイドライン2012』をみてみましょう．腰痛に対する第一選択薬はやはり鎮痛薬のアセトアミノフェンかNSAIDsで，アセトアミノフェンのほうが副作用のリスクが低いため，海外では第一選択薬になっていますね．ただし，アセトアミノフェンの鎮痛効果はNSAIDsよりわずかに劣るとされています．急性腰痛の場合，痛みが強いため，胃腸障害や腎障害などがない場合は，疼痛の強い短期間はNSAIDsを選択してもよいと思います．そのなかでもとくに鎮痛効果が高く，比較的副作用の起きにくいといわれているロキソプロフェンナトリ

ウム水和物はどうですか？

新米：第一類医薬品の**ロキソニンS**シリーズですね．確かに病院からの処方でもロキソプロフェンナトリウム水和物は腰痛によく用いられていますね．でも胃腸障害を起こしやすい体質はないか，確認は必要ですね．

蔵前：そうね．ロキソプロフェンナトリウム水和物もプロドラッグであるため，アスピリンやイブプロフェンに比べれば胃腸障害を起こしにくい成分だけど，とくに胃腸が弱いようであれば，アセトアミノフェンの単味製剤が望ましいですね．

新米：アセトアミノフェンの単味製剤というと**タイレノールA**ですね．旦那さんの体質を確認し，どちらかを勧めてみます．

蔵前：それからもう1つ．非特異的急性腰痛は，以前はベッド上安静が有効といわれていましたが，ガイドラインにもある通り，今は痛みに応じて活動を維持したほうがより早く疼痛を軽減し，回復を早めるといわれています．また，休業期間の短縮や，再発予防にも効果があるともいわれています．非特異的急性腰痛は6ヵ月以内に約40%の方が再発するといわれていることから[1]，痛みが引いた後の腰部の筋力と柔軟性向上のためのトレーニングもお勧めしましょう．

新米：1つ聞いてよいですか？　早く治したり，再発しないためにグルコサミンなどを摂ったほうがよいのでしょうか？　よくTVでCMなどやっていますよね．

蔵前：腰痛に対するグルコサミンの効果は有効なエビデンスがありません．むしろ効果がなかったというエビデンスがあります[2]．また健康食品のグルコサミンは甲殻類からつくられているものが多いです．旦那さんはカニアレルギーだそうなので，摂らないほうがよいと思います．

7　腰が痛い

STEP 5　OTC医薬品につなげよう

新米：今回は**ロキソニンS**シリーズか，**タイレノールA**がよいのではないかと考えています．

T：**ロキソニンS**って生理痛や頭痛に使う薬よね？　ぎっくり腰にも効くのね．**タイレノールA**はどう違うの？

新米：効果は**ロキソニンS**シリーズのほうが強いといわれていますが，**タイレノールA**は胃腸障害などの副作用を起こしにくいといわれています．旦那さんは胃が弱い体質ではありませんか？

T：あの人は健康が取り柄だからね．胃腸は強いし，毎年の健康診断で一度も引っかかったことないわよ．私も生理痛で使ったことあるし，**ロキソニンS**のほうがよいわ．

新米：わかりました．**ロキソニンS**には3つのタイプがあります．病院から処方されるロキソプロフェンナトリウム水和物と同じ単味製剤の**ロキソニンS**，胃にやさしい成分の酸化マグネシウムを配合した**ロキソニンSプラス**，ほかにも効き目をよくする成分のアリルイソプロピルアセチル尿素，無水カフェインと，胃にやさしい成分のメタケイ酸アルミン酸マグネシウムを配合した**ロキソニンSプレミアム**があります．ただし，**ロキソニンSプレミアム**は眠気を出る可能性があります．

T：たくさんあるのね．効き目が強いのがよいけれど，眠くならないほうがよいかな．胃腸も問題ないし，**ロキソニンS**をいただこうかしら．

新米：わかりました．お薬は1回1錠，痛いときのみの服用となります．1日2回までの服用が目安ですが，どうしても痛いときは3回目を服用することもできます．必ず服用間隔は4時間以上あけ，なるべく空腹時を避けて服用してください．胃痛や胸やけなどの胃腸障害だけでなく，さまざまな副作用を起こす可能性があります．服用後，体調の変化を感じたときは，早めに相談するようお伝えください．

T：よくわかったわ．しっかり伝えるわね．あんまり無理してお薬

が増えないようにもいったほうがよいのかしら．

新米：実はぎっくり腰は，数日は安静にしたほうがよいのですが，ある程度痛みが軽減してきたら，痛みに応じて無理のない範囲で日常の活動を再開したほうが治りが早いといわれています．

T：そうなの？　ずっと安静にしておかないといけないと思っていたわ．

新米：以前はそういわれていたのですが，最近の研究で早めにベッドから離れたほうがよいとわかってきたんです．また，ぎっくり腰は大多数の方が2週間以内に回復するものの，6ヵ月以内に約40％の方が再発するといわれています[1]．

T：結構再発が多いのね．

新米：再発を防ぐためにも，痛みが引いたらストレッチや筋力訓練などで柔軟性や筋力をつけるようにしましょう．

T：お薬だけじゃなくこんなことまで教えてくれるのね．ご丁寧にありがとう．

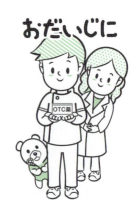

7 腰が痛い

CASE 2　Uさん　62歳　男性
　以前から腰痛で悩んでいる男性がそらの薬局にはじめて来局されました．

STEP 1　お客さんのシグナルを聴き出そう

新米：こんにちは，薬剤師の新米です．今日はどうされましたか？
U：こんにちは．腰の痛みによく効く貼り薬か何かもらえないかな？
新米：腰の痛みがあるということですが，痛みはいつごろからありますか？

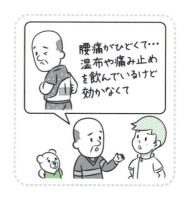

U：うーん，いつからかなあ．だいぶ前からだよ．もともとそんなにひどくないから，たまにシップを買って貼ったり，グルコサミンを買って飲んだりしていたんだけど最近少し悪くなってきているみたいでね．やっぱり年かなあ．
新米：以前から腰の痛みがあるのですね．痛みはどのような痛みですか？　じっとしているときも痛みますか？
U：重苦しいような感じかな．ぎっくり腰のような激しい感じじゃないんだけどね．じっとしていればあまり痛くないよ．
新米：熱が出たり，痛みが急に悪化したりするようなことはありませんか？
U：熱はないよ．痛みは出たりおさまったりしていて，前より少し悪くなっているけれど，急に悪化しているような感じではないよ．
新米：そうですか（あまり大したことはなさそうだな…）．確認ですが，アレルギーやお薬で副作用が出たことはありますか？
U：とくにないよ．

179

新米：また，現在病院にかかっていたり，使っているお薬があったりしますか？

U：病院にはかかってないし，使っている薬も今はないよ．

STEP 2 ベテランのアドバイスを聞いてみよう① —鑑別のポイント

新米：今来局されているお客さんですが，以前から腰痛があるみたいです．痛みは比較的穏やかで，安静にしていれば痛みはおさまるみたいです．

蔵前：慢性的な腰痛ですね．とりあえず緊急度の高いものはないと考えてよいと思いますが，慢性腰痛にも重症度の高い疾患は隠れていることがあるため注意は必要です．じっとしていればあまり痛くないということですが，悪化傾向にあるというのは，どんなふうに悪化しているのでしょうか？　そのときの症状をもう少し詳しく聞いたほうがよいですね．

新米：いつもの腰痛だからいつもの通り貼り薬でよいというわけではないのですね．でも，どんなことに注意して聞いたらよいのですか？

蔵前：急性腰痛でも慢性腰痛でも基本的には同じですよ．慢性腰痛の原因となりやすい疾患を確認しましょう（表3）．そのなかでも，下線をつけた5つの疾患はシグナル（特徴や初期症状）をよく覚えておきましょう（表4）．

● 慢性腰痛の鑑別のポイント

表3　慢性腰痛の原因となりやすい疾患

非特異的慢性腰痛，変形性脊椎症，腰椎変性すべり症，腰椎椎間板ヘルニア，腰部脊柱管狭窄症，腰椎圧迫骨折，脊椎カリエス，リウマチ性多発筋痛症，脊椎・脊髄腫瘍，転移性骨腫瘍など

表4 慢性腰痛の原因となりやすい重大な疾患のシグナル

疾患	シグナル
非特異的慢性腰痛	急性とは異なり，心理的・社会的要因（職場環境，精神的ストレス）が大きく関わっている．うつ病との合併も少なくない．体を動かしたり，気分転換をはかることで楽になる場合がある
腰椎椎間板ヘルニア	30〜40歳台に多くみられ，脱出した椎間板による神経の圧迫により，腰痛だけでなく下肢の痛みやしびれが起こることが多い．咳やくしゃみ，前屈姿勢で症状が悪化する
腰部脊柱管狭窄症	50〜60歳台で発症し，高齢者に多い．脊柱管の狭窄による神経圧迫が起こり，下肢のしびれや痛み，間欠性跛行（下肢の痛みにより，休憩なしでは長距離を歩けない）が起こることが多い．前屈姿勢で症状が改善
脊椎・脊髄腫瘍	腫瘍により神経が圧迫されたり，脊椎の破壊が起こり，腰痛や下肢のしびれ・痛みが起こる．安静時でも痛みが取れず，睡眠時の痛みも特徴的である．体重減少，発熱を伴うことが多い
転移性骨腫瘍	脊椎腫瘍のうち，他臓器腫瘍から転移したもの．原発性骨腫瘍より発生頻度が高い．肺癌，乳癌，前立腺癌などの既往歴がある人の腰痛で，とくに夜間痛があるときは可能性が高い

蔵前：安静時に軽快するか，体を動かすと痛むか，下肢のしびれや痛みが伴わないかを確認することが重要です（図I，p173）．慢性の場合，安静・体動に関係なく痛むのは，悪性腫瘍や結核性の感染症が疑われます．安静で軽快し，体動で悪化する場合は，脊椎や神経の機械的な異常が考えられ，さらに下肢のしびれや痛みがあれば，これは神経の異常のシグナルです．腰椎椎間板ヘルニアや腰部脊柱管狭窄症による神経圧迫が起こっている可能性があります．とくに馬尾症候群には注意が必要です．

新米：今回は安静時の症状軽快は確認できましたが，体動による痛みの悪化や下肢のしびれに関しては確認していませんでした．

蔵前：どういうときに痛みが悪化し，そのときに随伴症状がないか，確認してみましょう．

お客さんの症状を把握しよう

新米：腰の痛みはどんなときにひどくなりますか？
U：家でごろごろしていればなんてことないんだけど，長時間立っていたり歩いたりするとだんだん痛みが強くなってくるんだ．
新米：そのときに腰痛以外の症状もありますか？
U：痛みというかしびれというか，歩いていると足のほうまでくるんだよ．しまいには休憩しないと歩けなくなってしまうんだ．
新米：休むと楽になりますか？
U：ああ．少し休めばまた歩けるようになるよ．でも最近その間隔が短くなってきているんだ．

 ベテランのアドバイスを聞いてみよう②
―受診勧奨を見極めるポイント

新米：歩くことで悪化し，足のしびれも出るみたいです．神経障害のシグナルだと思います．
蔵前：そうね．長時間歩くと下肢の痛み・しびれで歩けなくなり，休むとまた歩けるようになる，という症状は間欠性跛行といわれ，腰部脊柱管狭窄症などの特徴的な症状よ．
新米：腰部脊柱管狭窄症ですか．少しずつ悪化しているとも話されていましたし，一度受診していただいたほうがよさそうですね．
蔵前：そうね．鑑別診断には画像診断など整形外科医の診察が必要なので整形外科を受診していただくようにしましょう．

 薬局から専門機関につなげよう

蔵前：こんにちは．薬剤師の蔵前です．腰の痛みがあるのですね．
U：そうなんだよ．何かよい薬あるかい？
蔵前：お話をお伺いしたところ，OTC医薬品で痛みを抑えていくより一度整形外科でみてもらったほうがよいかと思うのです．
U：え？　何か悪い病気なの？　じっとしていれば大したことないのに．

蔵前：詳しい診断はお医者さんの診察を受けてからとなりますが，骨の変形などで神経が圧迫されている可能性があります．この場合，実際の症状よりも骨の状態が悪いという可能性もありますので，急激に悪化する前に一度しっかりみてもらったほうがよいと思います．

U：そうなんだね．わかった．整形外科に行ってみようかな．

蔵前：この近くですとK整形外科医院がありますね．

U：わかった．今から受診してみよう．K整形外科医院なら近いから，すぐに受診できるしね．

蔵前：では，よろしければ**紹介状**をお書きしますのでお待ちいただけますか？

U：そこまでやってもらえるのかい？　ありがとう．結果がわかったらまたくるね．

引用文献

1) 岸田直樹：総合診療医が考える よくある気になるその症状―レッドフラッグサインを見逃すな！, p142, じほう, 東京, 2015
2) Wilkens P et al：Effect of glucosamine on pain-related clisability in patients with chronic low back pain and degenerative lumbar osteothritis：a randamized controled trial. JAMA **304**：45-52, 2010

参考文献

1) 渡辺謹三ほか（編）：OTC医薬品学―薬剤師にできるプライマリ・ケア, 南江堂, 東京, 2016
2) 岸田直樹：総合診療医が考える よくある気になるその症状―レッドフラッグサインを見逃すな！, じほう, 東京, 2015
3) 木内祐二（編）：アルゴリズムで考える薬剤師の臨床判断―症候の鑑別からトリアージまで, 南山堂, 東京, 2015
4) 林寛之ほか：Dr.林&Ph.堀の危ない症候を見分ける臨床判断, じほう, 東京, 2015
5) 泉澤恵：製品選択のポイントがわかる「OTCメディケーション」虎の巻, 第3版, 日経BP社, 東京, 2014
6) 日本整形外科学会ほか（編）：腰痛診療ガイドライン2012, 南江堂, 東京, 2012

紹介状（情報提供書）

医療法人◆◆会　K整形外科医院
金山○○先生　御侍史

平成30年11月10日
東京都台東区蔵前 x-x-x
そらの薬局
電話 03-xxxx-xxxx
薬剤師　蔵前みどり

患者氏名	UO殿	性別	男性
患者住所	東京都台東区浅草橋○-○-○	電話番号	03-△△△△-△△△△
生年月日	昭和31年9月14日（62歳）	職業	タクシー運転手

紹介目的

　間欠性跛行を伴う腰痛についてのご精査・ご加療のご依頼

主訴および当薬局での経過

　いつも大変お世話になっております．腰痛に対するOTC医薬品のご購入のため来局された方です．お話を伺ったところ，長時間歩行による下肢のしびれ・痛みを伴い，休憩により回復するとのことで，腰部脊柱管狭窄症の可能性があるのではないかと愚考しております．また，悪化傾向にあるとのお話でした．
　ご多忙のおり，大変恐縮ですが，貴科的ご高診を賜りますよう，よろしくお願いいたします．

現在の服用薬

　なし

備考

　　アレルギー歴　：なし
　　副作用歴　　　：なし

鼻水が出る

> **CASE 1**　Hさん　32歳　男性
>
> 1月後半のよく晴れた日に,くしゃみ・鼻水が1週間ほど続いているというお客さんがそらの薬局に来局されました.

STEP 1　お客さんのシグナルを聴き出そう

新米：こんにちは．薬剤師の新米です．今日はどうされましたか？

H：かぜが治らないんです．もう1週間続いていて，車を運転していてもぼーっとしてしまいます．よく効く薬をください．

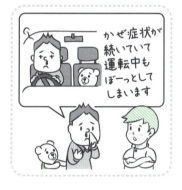

新米：車の運転がしづらいのですね．ほかにどのような症状がありますか？

H：くしゃみ・鼻水が出てきます．鼻づまりもあるので，息苦しい感じがします．

新米：熱はありますか？　咳は出ていますか？

H：熱は平熱です．咳は出ていません．のどの痛みもありません．

新米：何かお薬は使われましたか？

H：かぜ薬を買って飲みましたが，眠気が強く，やめてしまいました．今は何も飲んでいません．車を運転する仕事なので眠くならない薬が欲しいです．

新米：わかりました．確認ですが，現在病院にかかっていたり，アレ

185

ルギーやお薬で副作用が出たことはありますか？

H：ありません．

 ベテランのアドバイスを聞いてみよう①
　　―鑑別のポイント

新米：今来局されているお客さんですが，1週間前からくしゃみ・鼻水が出ているそうです．鼻づまりもあります．熱は平熱で，咳やのどの痛みなどの症状はないそうです．眠くならない薬が欲しいそうです．

蔵前：かぜの可能性もありますが，1月後半ですのでスギ花粉症の可能性もありますね．

新米：まだ飛散開始日ではないですが，花粉症の症状が出るのですか？

蔵前：花粉の飛散開始日は『花粉症環境保健マニュアル−2014年1月改訂版』によると「1平方cmあたりの花粉数が2日間連続して1個以上になった初日」です．そのため，飛散開始日前でも花粉が飛んでいることがあります．お客さんが花粉症の既往歴があるか確認しましたか？

新米：確認していません…．

蔵前：お客さんの花粉症既往歴を確認しましょう．また，花粉症以外でも同様の症状を呈する疾患はほかに考えられませんか？．

新米：かぜくらいしか思い浮かびません．

蔵前：くしゃみや鼻水が出る疾患はかぜや花粉症以外にもいろいろあります（表1）．鼻水に色がついているか粘っているか，くしゃみ・鼻水以外にどのような症状があるか確認することは，疾患の見極めにきわめて重要です．鼻水が水様性ならば，急性・慢性副鼻腔炎の可能性は低くなります．鼻水が水様性でも，鼻症状や目のかゆみだけでなく，皮膚や呼吸器に症状があるようでしたら花粉症以外の疾患を疑いましょう（表2）．

● くしゃみ・鼻水の鑑別のポイント

表1 くしゃみ・鼻水の原因となりやすい疾患

花粉症，かぜ症候群，化学物質アレルギー，物理的刺激（寒暖差，PM2.5，黄砂など），急性副鼻腔炎

表2 くしゃみ・鼻水の原因となる疾患のシグナル

疾患	シグナル
花粉症	くしゃみ・鼻水・鼻づまりのほかに目のかゆみがある
	水様性の鼻水である
	花粉の飛散時期に症状がある
	天気や時間帯で症状の強さに変化がある
化学物質アレルギー	鼻症状のほかに，皮膚症状・呼吸器症状・循環器症状・消化器症状など多岐にわたる症状が出る
	ある特定の物質により症状がでる
	くしゃみ・鼻水・鼻づまりが出る
	水様性の鼻水である
物理的刺激（寒暖差，PM2.5，黄砂など）	鼻汁が主症状である場合や鼻づまりが主症状の場合がある
	湿気や寒冷刺激，黄砂による刺激などで起きる
	水様性の鼻汁である
	喘息や蕁麻疹を起こす場合がある
急性副鼻腔炎	粘性または粘膿性の鼻汁
	鼻づまりはあるが，くしゃみはない
	発熱や頭痛，全身倦怠感を伴う場合もある
	額や頬，目の奥に痛みや違和感がある
	鼻汁がのどに下りる
	においを感じにくくなる

新米：鼻水がどのような性状であるか，鼻水以外にどのような症状があるか，確認します．

蔵前：鼻水が水様性でほかの症状が目のかゆみのみであるなら，花粉症と判断してよいかと思いますが，天気のよい日や時間で症状の強さに変化があるようなら花粉症の可能性がさらに高くなります．

STEP 3　お客さんの症状を把握しよう

新米：目のかゆみはありますか？　咳や息苦しさ，皮膚のかゆみや発疹などありますか？

H：目のかゆみはありますが，それほど気にはならないです．少し涙目っぽいかな．咳や発疹はないです．皮膚もかゆくありません．

新米：鼻水の性状はどうですか？　水っぽいですか？　ドロドロしていますか？　また，色はついていますか？

H：水っぽいです．だらだら出て，つらいです．色はついていません．

新米：天気のよい日や時間で調子悪くなることはないですか？

H：天気で調子悪くなるか気にしていなかったですが，今日は調子悪いですね．朝はまだよいですが，昼くらいから調子悪くなります．

新米：花粉症といわれたことありますか？

H：何年か前に耳鼻科で，スギとヒノキの花粉症があるといわれました．毎年3月初めくらいから4月いっぱいまで症状が出ます．

STEP 4　ベテランのアドバイスを聞いてみよう②　—OTC医薬品を選ぶポイント

新米：目のかゆみが少しあり，鼻水はさらさらで色はついていないそうです．今日は調子が悪くて，昼から症状が強くなったそうです．スギとヒノキの花粉症の既往もあります．今回も花粉症症状によるものと思われます．

蔵前：そうですね．では適切なOTC医薬品をお勧めしましょう．

新米：眠気が出ない薬が欲しいそうなので，**アレグラFX**をお勧めし

ようかと思います．

蔵前：**アレグラFX**には「服用後，乗物または機械類の運転操作をしないでください」の注意記載がないので選択したのですね．ヒスタミンH_1受容体拮抗薬はどうして眠気が出るのか理解していますか？

新米：ヒスタミン受容体を遮断するためです．

蔵前：そうです．アレルギー性鼻炎に使用されるヒスタミンH_1受容体拮抗薬は，脳内H_1受容体に作用すると中枢抑制作用による眠気・ふらつきが現れることがあります．また，眠気の自覚症状がなくても，集中力・認知能力・判断能力が低下することがあり，インペアード・パフォーマンスと呼ばれています．**アレグラFX**の成分であるフェキソフェナジン塩酸塩は，血液脳関門を通過しにくく脳内H_1受容体拮抗作用が少ないため，眠気が出にくいといわれています．ほかにお勧めできるOTC医薬品はありませんか？　**アレグラFX**だけでしょうか．

新米：点鼻薬の**ナザールαAR**はどうでしょう？　点鼻薬なので眠気は出ないですし，くしゃみ・鼻水・鼻づまりのすべての症状に効きますし，効果の発現も早いです．

蔵前：よいと思います．**アレグラFX**と**ナザールαAR**のどちらかを選んでいただきましょう（**表3**）．

新米：**アレグラFX**と**ナザールαAR**はともにスイッチOTC医薬品ですよね．スイッチOTC医薬品と医療用医薬品ではいくつか違いがあったと記憶しています．

蔵前：そうです．スイッチOTC医薬品と医療用医薬品では，成分が同じでもいくつか注意しなければならない点があります（**表4, 5**）．お客さんは成人で，併用薬やほかの疾患については確認したので，飲酒の有無，ステロイド点鼻薬を過去1年間のうち3ヵ月以上使用したか確認してください．

表3　ヒスタミンH₁受容体拮抗薬とステロイド点鼻薬の比較

	第1世代ヒスタミンH₁受容体拮抗薬	第2世代ヒスタミンH₁受容体拮抗薬	ステロイド点鼻薬
効果発現までの時間	即効性	比較的即効性はあるが、十分な効果が出るのには2週間ほどかかる	1〜2日で発現
副作用	中枢抑制作用・抗コリン作用	中枢抑制作用・抗コリン作用	ときに、軽度の鼻内刺激感、乾燥感、鼻灼熱感、鼻出血などの局所作用
副作用発現率	高い	第1世代に比べてかなり軽減されている	全身的副作用は少ない
くしゃみ・鼻水・鼻閉への効果	くしゃみ・鼻水には効果あるが、鼻閉症状への効果は弱い	くしゃみ・鼻水だけではなく、鼻閉にも効果を持つ	すべての鼻症状を改善

表4　アレグラとアレグラFXの違い

	アレグラ	アレグラFX
使用年齢	12歳以上	15歳以上
併用禁忌	なし（制酸薬，エリスロマイシンは併用注意）	ほかのアレルギー用薬や抗ヒスタミン薬を含有する内服薬，制酸薬，エリスロマイシンとの併用は禁忌
飲酒	記載なし	服用前後は飲酒しない
服用期間	効果が認められない場合には漫然と長期にわたり投与しないよう注意	1週間服用しても症状が改善しないときは医師または薬剤師に相談．改善しても2週間を超えて服用する場合も相談すること

8 鼻水が出る

表5 医療用ベクロメタゾンプロピオン酸エステル点鼻薬とナザールαARの違い

	医療用ベクロメタゾンプロピオン酸エステル点鼻薬	ナザールαAR
使用年齢	小児から使用可能	18歳以上
用法・用量	1回左右の鼻腔内にそれぞれ1噴霧1日2回で1日最大8回（16噴霧）まで使用可能（成人）	1回左右の鼻腔内にそれぞれ1噴霧1日2回で1日最大4回（8噴霧）まで使用可能
使用期間	記載なし	ほかのステロイド点鼻薬の使用期間もあわせて，1年間に3ヵ月を超えて使用しない
妊婦または妊娠していると思われる人	有益性投与	禁忌
疾患	有効な抗菌薬の存在しない感染症，全身の真菌症，結核性疾患のみ禁忌	高血圧，糖尿病，反復性鼻出血，ぜんそく，緑内障，感染症の人は禁忌

OTC医薬品につなげよう

新米：現在の症状をお聞きするとかぜではなく花粉症ではないかと判断します．

H：えっ！？　まだ花粉が飛んだという報道は聞いてないですが，もう飛んでいるのですか？

新米：飛散開始日といっても，それ以前にスギに花粉はついていますので，風が強い日などは飛散してしまい，花粉症の症状が出る方はいらっしゃいます．現在の鼻の症状と目のかゆみも少しあることから，花粉症と思われます．

H：わかりました．どの薬がよいですか？

新米：眠気が出にくいお薬ということでお勧めするのは，飲み薬でしたら**アレグラFX**，点鼻薬でしたら**ナザールαAR**です．なお，**アレグラFX**は服用前後に飲酒できません．また，**ナザールα**

191

第Ⅱ部　OTC医薬品につなぐ

　　ARはステロイド点鼻薬を過去1年間のうち3ヵ月以上使用した人は使用できません．どちらにいたしましょう？

H：1年間ステロイド点鼻薬は使用していませんが，点鼻はなんとなく苦手で．お酒も飲みませんし，飲み薬のほうがよいので**アレグラFX**にします．

新米：飲み方の注意ですが，1回1錠で1日2回朝と夕方に服用してください．1週間服用しても症状が改善されない場合，または症状が改善しても2週間を超えて服用する場合はご相談ください．

H：わかりました．

新米：胃薬や総合感冒薬など，こちらのお薬と併用できないお薬がいくつかあります．ほかのお薬を服用される際は，自己判断で併用せずこちらにご相談ください．また目のかゆみや鼻の症状以外に，別の症状が出ましたら再度ご相談ください．

H：わかりました．

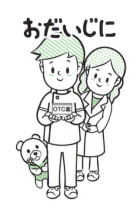

8 鼻水が出る

CASE 2　Sさん　49歳　男性

花粉症の症状が改善しないというお客さんがはじめてそらの薬局に来局されました．

STEP 1　お客さんのシグナルを聴き出そう

新米：こんにちは．薬剤師の新米です．今日はどうされましたか？

S：花粉症の症状がよくならないんです．何かよい薬はないでしょうか？

新米：花粉症ですね．いつからどんな症状が出ていますか？

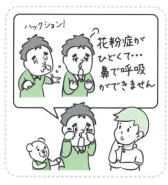

S：もう1ヵ月以上前からくしゃみ・鼻水・鼻づまりがあって，鼻で呼吸できません．そのうえ，1週間前から症状がひどくなりました．

新米：鼻水に色はついてたり，粘っていたりしませんか？　目のかゆみはありますか？

S：鼻水はやや黄色っぽいです．少し粘っていて，鼻をかんでも出にくい感じがします．目のかゆみもあります．つい目をこすってしまいます．

新米：ほかに症状はありますか？

S：花粉症がひどいせいか頭が重い感じがします．

新米：花粉症と診断されたことはありますか？

S：以前にスギ花粉症と診断されています．

新米：何かお薬は使われていましたか？

S：実は仕事が忙しくて，なかなか病院や薬局に行くことができず，薬は何も使っていませんでした．

新米：わかりました．確認ですが，現在病院にかかっていたり，アレ

193

ルギーやお薬で副作用が出たことはありますか？

S：ありません．

STEP 2 ベテランのアドバイスを聞いてみよう①
―鑑別のポイント

新米：今来局されているお客さんですが，1ヵ月前から花粉症の症状が現れて，1週間前からくしゃみ・鼻水・鼻づまりがひどいそうです．目のかゆみ・頭重感もあります．鼻水はやや黄色っぽく，少し粘っているそうです．以前スギ花粉症と診断されていますが，薬は何も使っていないそうです．

蔵前：くしゃみ・鼻水・鼻づまり・目のかゆみが主症状であることから，花粉症の症状がひどくなっていると思われますが，鼻水がやや黄色っぽく少し粘っていることと頭重感が気になりますね．頭重感は頭全体なのか，特定の部位が重い感じがするのかは確認しましたか？

新米：いいえ，確認していません．

● 副鼻腔炎症状の鑑別のポイント

蔵前：鼻づまりがひどい，鼻水が粘性で，黄色または緑色，のどに鼻水が下りる（後鼻漏），頭痛や頭重感があるようでしたら，副鼻腔炎を併発している可能性があります．副鼻腔炎になると，においを感じにくくなることもあります．頭重感を額や目の奥に感じたり，頬に重い感じや痛みがあるようなら，副鼻腔炎の可能性が高くなります．

新米：花粉症から副鼻腔炎になることがあるのですか？　副鼻腔炎はかぜからなるものと思っていました．

蔵前：アレルギーによる疾患で起きることがあります．鼻の症状からだけではなく，気圧の変動や虫歯から起きることもありますし，真菌による副鼻腔炎もあります．お客さんが副鼻腔炎を合併しているか確認しましょう．頭重感の部位，痰がたくさん出るか，聞いてください．またにおいを感じにくくなるかも確認しておきましょう．

お客さんの症状を把握しよう

新米：頭重感は頭全体にありますか？
S：いいえ，額のあたりです．
新米：痰は出ますか？　量は多いですか？
S：はい，結構量が多いです．朝にたくさん出ます．
新米：においを感じにくいということはありませんか？
S：はい，あまりにおいがわからなくなっています．そのせいか食事がおいしくありません．

ベテランのアドバイスを聞いてみよう②
―受診勧奨を見極めるポイント

新米：頭重感は額のあたりだそうです．痰は朝にたくさん出るそうです．においも感じにくいそうです．
蔵前：額のあたりに頭重感があるとすると，前頭洞（図1）に炎症がありそうですね．嗅覚障害は鼻粘膜の腫れによるものと思われます．鼻水がのどに下りて痰になっているようで，副鼻腔炎を併発している可能性がありますね．粘膜の腫れの程度や鼻茸の有無，画像診断で副鼻腔が白くなっているか確認する必要があります．
新米：薬局では確認できないですね．
蔵前：そうですね．検査や鑑別診断は耳鼻科による診察が必要になります．そのまま放置すると中耳炎などの合併症を起こすこともあるので，お客さんには耳鼻科を受診していただくことにしましょう．

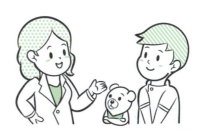

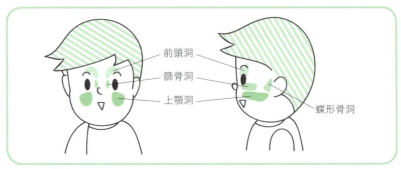

図1　副鼻腔

 薬局から専門機関につなげよう

蔵前：こんにちは．薬剤師の蔵前です．花粉症の症状がひどくてお困りなんですね．

S：はい．頭がぼーっとして息苦しいくらいです．

蔵前：今お聞きした症状から考えると，花粉症の症状がひどくなった以外にほかの病気が隠れている可能性があります．正確な診断には検査が必要で，一度お医者さんの診察を受けることをお勧めします．この近くでしたら，G耳鼻咽喉科医院やL耳鼻科で検査していただけますよ．

S：仕事終了後に行きたいので，G耳鼻咽喉科医院にします．あそこなら夜7時まで診察していただけますよね．

蔵前：はい．よろしければ**紹介状**をお書きしますので，お持ちいただけますか？

S：はい！　お願いします．助かります．

紹介状(情報提供書)

医療法人▽▽会　G耳鼻咽喉科医院
大門▽▽先生　御侍史

平成30年12月10日
東京都台東区蔵前 x-x-x
そらの薬局
電話 03-xxxx-xxxx
薬剤師　蔵前みどり

患者氏名	SO殿　　性別　男性		
患者住所	東京都台東区元浅草〇-〇-〇	電話番号	03-△△△△-△△△△
生年月日	昭和44年3月16日(49歳)	職業	会社員

紹介目的

鼻閉，粘性の鼻汁，後鼻漏，額の頭重感についてのご精査・ご加療のご依頼

主訴および当薬局での経過

　いつも大変お世話になっております．新患の方です．1ヵ月前から花粉症の症状があるそうです．1週間前から症状がひどくなり，強い鼻閉と粘性の鼻汁および後鼻漏，額の頭重感があるそうです．仕事が忙しく，薬の使用はないとのことでした．
　ご多忙のおり，大変恐縮ですが，貴科的ご高診を賜りますよう，よろしくお願いします．

現在の服用薬

なし

備考

アレルギー歴　：なし
副作用歴　　　：なし

第Ⅱ部　OTC医薬品につなぐ

9　目が疲れる

CASE 1　Nさん　40歳台　男性

数週間前から目がかすむ，疲れるということでお客さんがそらの薬局にはじめて来局されました．

 STEP 1　お客さんのシグナルを聴き出そう

新米：こんにちは．薬剤師の新米です．今日はどうされましたか？

N：目の疲れによく効く目薬はありますか？

新米：目薬を使われるのはお客様ご自身でしょうか？

N：そうですよ．

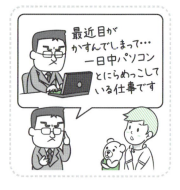

新米：目の疲れということですが，具体的にはどのような症状ですか？

N：最近目がかすんでしまって，パソコンの画面をみようとしてもぼやけてしまって困っています．

新米：それはおつらいですね．パソコンはお仕事上よく使われるのですか？

N：そうですね．1日中パソコンとにらめっこしているような仕事でして．

新米：それは大変ですね．確認ですが，現在病院にかかっていたり，お薬を使われたりしていますか？

N：何もないです．

新米：お薬を飲まれたり目薬をさした後に，体や目のかゆみを感じたことはありますか？
N：それもないですよ．

STEP 2 ベテランのアドバイスを聞いてみよう①
―鑑別のポイント

新米：今来局されているお客さんですが，目の疲れに悩まれています．症状としては目がかすんでしまうようです．
蔵前：なるほど．目のかすみは休息すれば回復する一時的なものか，慢性的なものか確認しましたか？
新米：いいえ，確認していません．
蔵前：症状が一時的なものでない場合，重大な疾患が隠れている危険性があります（図1）．疲れ目の症状は一時的なものか，ほかに症状はあるかを確認しましょう．
新米：パソコンをよく使うと聞いて目の疲れによるものだと思い込んでしまいました．お客さんに詳しく症状を確認してみます．
蔵前：目の疲れが原因となりやすい疾患を確認しましょう（表1）．そのなかでも，下線をつけた4つの疾患はシグナル（特徴や初期症状）をよく覚えておきましょう（表2）．

● 疲れ目症状の鑑別のポイント

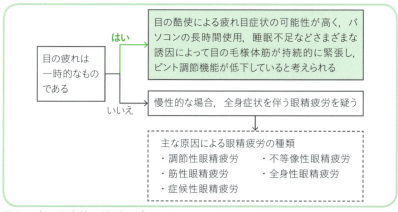

図1　疲れ目症状の鑑別のポイント

表1 疲れ目症状の原因となりやすい疾患

調節障害，緑内障，白内障，虹彩炎，慢性結膜炎，ものもらい（麦粒腫），糖尿病性網膜症，涙液分泌減少症，脳腫瘍，自律神経障害

表2 疲れ目症状の原因となりやすい重大な疾患のシグナル

疾患	特徴とシグナル
調節障害	加齢に伴う「老視」や「調節麻痺」などが原因でピント調節機能に異常が生じている状態．「目が疲れる」，「ピントがあいにくい」など症状がはっきりしないことが多い
緑内障	視神経が障害され，視野が狭くなっていく．進行は遅く初期の自覚症状はあまりないが，眼圧が上昇している場合，痛みを伴うことが多い
白内障	水晶体タンパク質の変性によって，レンズの役割を担う水晶体が白濁する．視界が全体的にかすみ，光をまぶしく感じることがある
糖尿病性網膜症	網膜が障害を受け，末期には失明する可能性がある．初期には自覚症状は少ないが，眼底所見にて早期発見が可能

蔵前：お客さんはパソコンの使用が長時間にわたっていることから，症状が一時的なものであれば，ピント調節機能の低下による目の疲れと考えてよいでしょう．朝から症状が現れているか，お仕事で目を酷使している夕方ごろから症状が現れるのか，1日のなかでの症状の経過について聞いてみるとよいでしょう．

新米：かすみ目という一見軽度だと思われる症状が，重大な疾患のシグナル（特徴や初期症状）になっていることがあるのですね．症状が一時的でない場合は詳しく症状を伺いたいと思います．

蔵前：そうですね．ただし重大な疾患を疑いすぎるのもいけませんので，もし目薬を使用しても症状が軽快しない場合には，ほかの疾患の可能性も考えて再度来局してもらうように伝えましょう．一時的なかすみ目が主訴の場合，ほとんどの場合はピント調節機能の低下による，いわゆる疲れ目の一症状です．

9 目が疲れる

STEP 3　お客さんの症状を把握しよう

新米：今回の症状はかすみ目とのことですが，症状は目を休めると回復するような一時的なものですか？

N：そうです．目を休めると症状は軽くなります．

新米：そうですか．症状が出てくるのは，午前中よりもお仕事で疲れてきた夕方ごろのほうが多いですか？

N：確かにいわれてみれば夕方にかすむことが多いです．

新米：ほかに充血やかゆみなどの症状はありますか？

N：充血はとくに気にならないけれど，目が時々かゆくなることがあります．

新米：かゆみの程度はいかがでしょう．強くこすってしまうことはありますか？

N：そこまで強いかゆみではありません．

新米：みえ方の違和感や，光がまぶしくみえるということはありますか？

N：そういうことはないです．

新米：わかりました．

STEP 4　ベテランのアドバイスを聞いてみよう②
　　　　　―OTC医薬品を選ぶポイント

新米：お客さんのかすみ目は，疲れ目の一症状で間違いないようです．

蔵前：そうですね．今回は適切なOTC医薬品をお勧めしましょう．

新米：ビタミンB_{12}を配合している**サンテドウプラスEアルファ**をお勧めしようかと思いますがどうでしょうか？

蔵前：かすみ目にビタミンB_{12}がよいと考えたのですね．ビタミンB_{12}の働きは理解していますか？

新米：ビタミンB_{12}は，毛様体筋が収縮するためのエネルギーをつくるといわれています．

蔵前：そうですね．ビタミンB_{12}の薬理作用は明確ではないのです．ただ，ビタミンB_{12}を点眼した際に，眼における酸素消費量が

201

上昇することはわかっています．酸素消費量が上がるということは組織の呼吸が促されてATPが合成されているということです．そのエネルギーがピントを調節する毛様体筋で利用されると考えられています．

新米：なるほど．それではお客さんの既往歴はとくにないので**サンテドウプラスEアルファ**をお勧めしようかと思います．

蔵前：よいですね．うちの薬局には，ほかにもビタミンB_{12}配合の**サンテメディカル12**と**ソフトサンティアひとみストレッチ**がありますね．違いは説明できますか？

新米：はい．**サンテドウプラスEアルファ**と**サンテメディカル12**にはどちらにも抗ヒスタミン成分，抗炎症成分が配合されています．**サンテドウプラスEアルファ**にはさらにビタミンEが配合されており，末梢血管の血行を促進します．**サンテメディカル12**には抗炎症成分が3種類配合されており高い抗炎症作用が期待でき，角膜保護成分のコンドロイチン硫酸エステルナトリウムも配合されています．**ソフトサンティアひとみストレッチ**には防腐剤が入っておらず，ソフトコンタクトをつけたまま使用できます．

蔵前：そうですね．また**サンテドウプラスEアルファ**と**ソフトサンティアひとみストレッチ**には血管収縮薬が配合されていません．血管収縮薬はあくまで一時的に赤みを取るものであり，長期にわたって使用すると，かえって充血が強くなってしまうことがあるので注意が必要です．今回のお客さんの症状は，充血は気にならない程度であり，軽度のかゆみがあるため，血管収縮薬は無配合で，かつ抗ヒスタミン成分が含まれている**サンテドウプラスEアルファ**がよいでしょう．

OTC医薬品につなげよう

新米：お待たせいたしました．お客様の症状は，長時間にわたるパソコン作業によって，目のピントを調節する筋肉が疲れて栄養不足になり，一時的にピントを調節しづらくなってしまっている

ためと考えられます．そのため，目のピントを調節する筋肉にエネルギーを与えてピントを調節しやすくしてくれるビタミンB$_{12}$が配合されている目薬がお勧めです．

N：そうなんですね．そのなかでもお勧めの目薬はありますか？

新米：はい．こちらの**サンテドウプラスEアルファ**にはビタミンB$_{12}$だけでなくネオスチグミンメチル硫酸塩という２つの成分がピント調節機能を助けます．またビタミンEは血液の流れを促し，目の筋肉のこりをほぐすように働いてくれます．また，かゆみ止め成分も入っていますので，少しかゆくなってしまったときでも使っていただけます．

N：それはよいですね．私の症状にあっている気がします．それをいただこうかな．

新米：ありがとうございます．こちらの目薬は１日５〜６回使用していただけます．また量は１回１〜３滴ですが，しっかりと目にさすことができれば１滴で十分な量となります．液のピンク色は配合されているビタミンB$_{12}$の色ですので，安心してご使用ください．

N：時々目薬に色がついているのをみかけて不思議に思っていたのだけれど納得しました．成分自体の色だったのですね．わかりました．

新米：もしこちらの目薬を１週間使用しても症状の改善がない場合には，もう一度，ご相談していただけますか？　そのときに，もしお医者さんの診察が必要な場合は，ご紹介させていただきます．

N：わかりました．

新米：また，目の疲れがなかなか取れないと感じたときは40度くらいの蒸しタオルをまぶたの上に５分程度置いてみてください．血行がよくなり目の疲れが改善するでしょう．

N：わかりました．いろいろとありがとうございます．

新米：いえいえ，とんでもないです．おだいじにどうぞ．

第Ⅱ部　OTC医薬品につなぐ

> **CASE 2**　Tさん　64歳　女性
> 1ヵ月ほど前から目に違和感があり，いろいろ薬を使用したものの，改善しないというお客さんが，そらの薬局にはじめて来局されました．

 お客さんのシグナルを聴き出そう

新米：こんにちは．薬剤師の新米です．今日はどうされましたか？

T：1ヵ月くらい前から目の調子が悪いのよね．目薬を使ってみたけどあまりよくならなくて．お勧めの薬はないかしら？

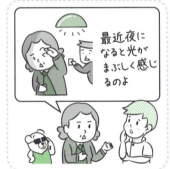

新米：目の調子が悪いということですが，具体的にどのような症状でしょうか？

T：うーん，普段は何ともないけれど，最近夜になるとなんだか光をまぶしく感じるのよね．まぶしくて目を閉じてしまうくらいのときもあるわ．

新米：それはおつらいですね．今使われている目薬を教えていただけますか？

T：目が疲れているのかと思って，**サンテ40**をさしているけれど，あんまり効いている感じがしないのよね．

新米：そうなんですね．ほかに気になる症状はございませんか？

T：少し目がかすんでしまうことはあるけれど，疲れ目によるものでしょう？

新米：確かに疲れ目によって目のかすんでしまうことがありますね．かすみ目の症状は，テレビなどをみたときに目が疲れてかすんでしまうような一時的なものでしょうか？

204

T：そうねえ．最近はなんだか朝から目のかすみが気になってしまうこともあるから困ってしまっていたのよ．

新米：それはお困りですね．確認ですが，現在病院にかかっていたり，サンテ40以外に使われている目薬や飲まれているお薬はありますか？

T：ないわよ．

新米：食べ物やお薬で，体のかゆみや不調を感じたことはありませんか？

T：そういったこともないわよ．

STEP 2　ベテランのアドバイスを聞いてみよう①
―鑑別のポイント

新米：今来局されているお客さんですが，1ヵ月ほど前から目の調子が悪いと感じ，具体的には夜になると光をまぶしく感じるようです．また，日によっては朝から目のかすみを感じることもあるようです．現在はご自身で購入されたサンテ40を使用されています．

蔵前：主訴は目のかすみと光がまぶしいことですね．目のかすみは一時的なものではないようなので，単なる目の疲れではなさそうですね．1ヵ月前から症状が続いていることと，光がまぶしい症状が気になりますね．光がまぶしい症状を起こしうる主な疾患を確認しましょう（表3）．下線をつけた4つの疾患はシグナル（特徴や初期症状）をよく覚えておきましょう（表4）．

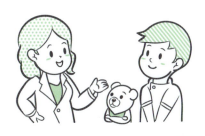

● 光がまぶしくみえる症状の鑑別のポイント

表3　光がまぶしくみえる原因となりやすい疾患

ドライアイ，緑内障，白内障，眼瞼けいれん，ぶどう膜炎，網膜色素変性症

表4　光がまぶしくみえる原因となりやすい重大な疾患のシグナル

疾患	特徴とシグナル
ドライアイ	涙液の減少で眼の角膜を覆う涙の膜に凹凸が生じることにより，眼に入る光が乱反射し，光がまぶしくみえることがある
白内障	水晶体タンパク質の変性によって，レンズの役割を担う水晶体が白濁する視界が全体的にかすみ，光をまぶしく感じることがある
眼瞼けいれん	眼輪筋の不随意収縮によって目を開けるのが困難となる．初期症状として目の違和感，乾燥感，光をまぶしく感じることがある
ぶどう膜炎	目の内部に炎症を生じる疾患の総称である．虹彩炎では，充血やかすみ目，光をまぶしく感じることがあり，炎症が強いと痛みや流涙を呈する

新米：光がまぶしくみえる症状を呈するものにドライアイもあるんですね．ドライアイとは目が乾く症状ではないのでしょうか？光がまぶしくみえることとドライアイとの関連がわかりません．

蔵前：確かにドライアイとは涙の分泌が減る，もしくは涙は分泌されていても成分の異常などで目の表面にとどまらない，といった病態ですが，ドライアイによって引き起こされる症状は目の乾き以外にも多くあります．光がまぶしくみえる症状もその1つです．涙液の減少に伴い，眼の角膜をおおう涙の膜に凹凸が生じることによって目に入ってくる光が乱反射することで光がまぶしくみえるのです．

新米：そうなんですね．それではお客さんに目の乾きがあるか確認してみます．

9 目が疲れる

 お客さんの症状を把握しよう

新米：目の乾きを感じることはございますか？
T：目の乾きねえ．あんまり感じたことはないと思うけど，具体的にはどのような症状が現われるのかしら？
新米：目がごろごろしたり，涙が出たり，目やにが出るといった症状がよく挙げられます．
T：そういったことはないわね．

 ベテランのアドバイスを聞いてみよう②
―受診勧奨を見極めるポイント

新米：お客さんですが，目がゴロゴロした感じや涙が出るといった，目の乾きによる症状はとくにないようです．
蔵前：わかりました．慢性的に目のかすみがある疾患で，光がまぶしくみえるということだと白内障が考えられます．
新米：なるほど．ただ，臨床的な判断は薬局ではむずかしいですね．
蔵前：ええ，鑑別診断は眼科専門医による診察が必要になります．お客さんには，日常生活に支障をきたすほどの症状が現れているため，眼科を受診していただくようにしましょう．

> **コラム　白内障**
>
> 白内障は，厚生科学研究班の報告では初期の混濁を含めると50歳台で約50％，80歳以上で約100％の人が罹患しているといわれる．発症原因は加齢によるものがもっとも多い．治療薬はいずれも混濁している水晶体を透明にするものではなく，症状の進行防止という目的で使用される．最終的には手術にて混濁した水晶体を取り出し，眼内レンズを挿入する方法が一般的である．

第Ⅱ部　OTC医薬品につなぐ

 薬局から専門機関につなげよう

蔵前：こんにちは．薬剤師の蔵前です．今回は目のかすみと光がまぶしくみえるということでしたね．

T：そうよ．私，何かの病気なのかしら？

蔵前：正確な診断については，お医者さんの診察を受けてからとなりますが，お伺いした症状を考慮しますと白内障がもっとも考えられます．OTC医薬品をご購入されるより，一度お医者さんの診察を受けたほうがよろしいかと思います．この近くですと，B眼科クリニックがあります．

T：そうしたら家から近いみたいだし行ってみようかしら．そのまま行って大丈夫？

蔵前：そのままでも大丈夫ですが，よろしければ**紹介状**をお書きしますので，お持ちいただければ診察がスムーズにいくかと思います．

T：薬局でもそんなことをしてもらえるのね．助かるわ．明日，B眼科クリニックへ行ってみるから帰りにまた寄るわ．ありがとう．

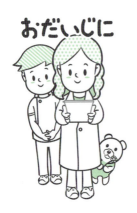

紹介状（情報提供書）

医療法人▼▼会　B眼科クリニック
氷川■■先生　御侍史

平成30年12月10日
東京都台東区蔵前 x-x-x
そらの薬局
電話 03-xxxx-xxxx
薬剤師　蔵前みどり

患者氏名	TO殿	性別	女性
患者住所	東京都台東区浅草橋○-○-○	電話番号	03-△△△△-△△△△
生年月日	昭和29年7月4日（64歳）	職業	無職

紹介目的

目のかすみと光がまぶしくみえる症状についてのご精査・ご加療のご依頼

主訴および当薬局での経過

　いつも大変お世話になっております．新患の方です．約1ヵ月前から，目のかすみと光がまぶしくみえる症状が出ているとのことです．当薬局にこられる前は，目の疲れによるものだと思われたとのことで，ご自身で購入されたサンテ40を使用されていたようです．
　ご多忙のおり，大変恐縮ですが，貴科的ご高診を賜りますよう，よろしくお願いします．

現在の服用薬

　サンテ40

備考

　　アレルギー歴　：なし
　　副作用歴　　　：なし

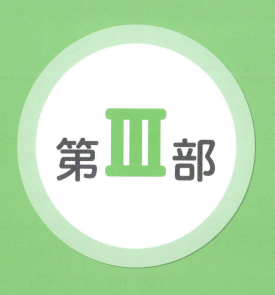

第Ⅲ部

薬剤師が知っておくべき知識

1 救急対応に必要なバイタルサイン

　薬剤師がバイタルサインをチェックする手技を身につけていると，患者さんからOTC医薬品の相談を受けた際など，適切なトリアージを実施でき，適切な対応をするために有用です．また，「来局者や患者さんが待合室で急に体調不良を訴え倒れた」，「在宅訪問時の緊急事態に直面した」という状況など，薬剤師が救急現場に居合わせて発見者もしくは同伴者など（以下，バイスタンダー）となった場合には，適切な対応が求められます．

① バイタルサインとは

　現代的なバイタルサインは，脈拍，呼吸，体温，血圧の4項目に加え，意識と尿量を含むとされています．また，近年では，パルスオキシメーターを用いて測定する経皮的動脈血酸素飽和度（SpO_2）も用いられています（表1）．生命の維持には「酸素を取り込む呼吸器系」と「酸素を取り込んだ血液を運搬する循環器系」がともに正常に機能していなければなりません．傷病者の容体は刻々と変化することから，バイタルサインチェックを最初に1回実施すれば終わりではありません．急変に備えて，救急隊が到着するまでは適宜再実施することが求められます．

② ABCDアプローチ

　来局者が急変し傷病者が発生し，薬剤師がバイスタンダーとなった場合，バイタルサインチェックを実施するうえで医療機器を所持していない環境でも緊急性および重症度を判定することができるツールです．

● ABCDとは

　A（airway：気道），B（breathing：呼吸），C（circulation：循環），D（disturbance of consciousness：意識レベル）を約15秒で同時に評価す

表1 バイタルサインの基準値

バイタルサインの項目		バイタルサインの基準値（成人）
脈拍	脈拍数（PR）	60～100回/分
呼吸	呼吸数（RR）	12～19回/分
体温	体温（BT）	35～37度
血圧	血圧：動脈圧（AP）	収縮期血圧：90～139 mmHg 拡張期血圧：40～89 mmHg
	静脈圧（VP）	3～10 cmH$_2$O
意識	意識	清明
尿量	尿量	1,000～2,000 mL/日
経皮的動脈血酸素飽和度	SpO$_2$	94％以上

る方法です．

● 評価の手順とポイント

①傷病者発見時か接触前
- 安全確認：道路（車両などの往来），火災発生，漏電，特定不能な液体，危険人物の存在などを目視しながら自分自身と傷病者の安全を確認し，二次被害を防ぐように心がけましょう．
- 感染予防：体液の有無，とくに傷病者の出血（B型肝炎ウイルス，C型肝炎ウイルス，HIVなどの既往歴）の有無を確認します．
- 感染防御：感染の可能性がある場合，使い捨ての医療用手袋を装着することが望ましいです．所持していない場合は，コンビニエンスストアやスーパーで使用されるビニール袋（手提げ対応が望ましい）で代用することもできます．

②傷病者接触時
　揮発性の液体やガスなどを吸入して急変した可能性を疑う場合，接触時には風上から接近するようにします．

③ABCDの評価
- Aの評価：傷病者が急に起き上がる可能性があるため，顔をぶつけない

ように気を配りながら傷病者の耳の近くで「大丈夫ですか？」,「わかりますか？」,「お名前は？」,「どうしましたか？」などの声がけをして, 意識を確認しながら, 発声の有無を確認します.
- Bの評価：胸の動きを確認し, 普通の呼吸か否かを評価します.
- Cの評価：橈骨動脈（図I）を触知し, 脈の有無を確認します. 触知することができれば, 収縮期血圧は 80 mmHg 以上であると判断できます. また, 頸動脈を触知できれば収縮期血圧は 60 mmHg 以上, 大腿動脈を触知できれば 70 mmHg 以上であると判断できます.
- Dの評価：開眼しているか否かを評価します.

ABCDのいずれか1つでも異常を確認した場合, 緊急性および重症度が高いと判断し, 適切な救急対応を実施します.

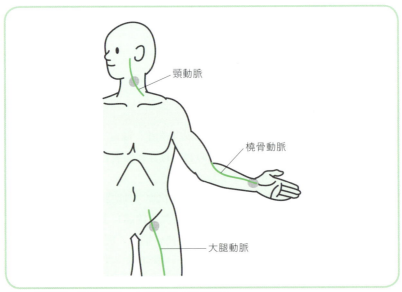

図I　頸動脈, 橈骨動脈, 大腿動脈の触知部位
●：触知部位.

3　脈　拍

● 脈拍を触知する部位（図1）

　脈拍を触知することができる部位は全身に存在していますが，頻用されている部位は手首の親指側を通る橈骨動脈です．また，のどの周辺を通る頸動脈や鼠径部から膝上周辺を通る大腿動脈を用いて計測する場合もあります．

● 脈拍測定の基本的な手技（図2）

　安静にした状態で，測定したい動脈に沿って人差し指，中指，薬指の3指をそろえて軽く添えて，均等に力を加えて触診します．

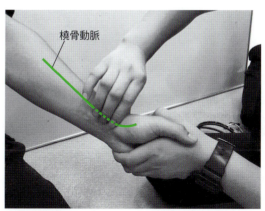

図2　橈骨動脈の触知方法

● 脈拍の評価—頸動脈を用いた場合

　脈拍の評価は，主に脈拍数とリズムで行います．大動脈解離など病態によっては左右差が出現することもあるため，両腕の脈拍を同時に評価することが望ましいとされています．脈拍は触知を1分間継続すれば測定することができますが，15秒間触知して4倍することで算出できます．

① 脈拍数の評価

脈拍数の正常値は，成人で60〜100回/分です．100回/分以上を頻脈，60回/分以下を徐脈といいます．小児の脈拍数の正常値は，80〜120回/分とされています．

② リズムの評価

脈拍のリズムは，規則的に脈拍を触知できる「整脈」と脈が飛ぶなど不規則な触知になる「不整脈」とに分けられます．リズムの評価に加えて，頻脈・徐脈の有無，皮膚の冷汗・湿潤，意識レベルの低下，そのほかの症状の有無をあわせて確認します．

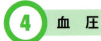 血　圧

● 血圧の評価

一般的には上腕動脈で測定されます．主な測定方法は，血圧計を用いて触診法や聴診法を実施します．血圧計には，手動非観血式血圧計とアネロイド血圧計があります．

傷病者の急変時に，血圧計がない場合は，触知可能な部位の動脈で血圧を予測することができます（図1，2）．

● 血圧の測定法

① 触診法

1) 測定部位である上腕動脈を心臓とほぼ同じ高さになるような体勢を取ります．
2) 上腕動脈を触知後，加圧バックの中心が上腕動脈の触知部分にくるようにカフ（マンシェット）を巻きます．このときに，カフの下端を肘窩の2〜3cm上にし，カフを指2本が入る程度の余裕を持たせて巻きます．
3) 傷病者の橈骨動脈（図2）を触知し，ネジ式バルブが閉まっていることを確認してから，脈拍が消失するまでカフをゴム球で加圧します（図3）．

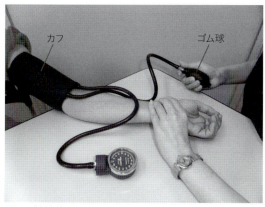

図3　触診法

4) 橈骨動脈で脈拍が触知できるかできないかの境目の値が触診法による収縮期血圧です．
5) 触知後，ネジ式バルブを全開にして加圧バック内の空気を抜きます．

②聴診法

1) 触診法1），2）参照．
2) 上腕動脈が触知できる部分に聴診器を軽く密着させます（図4）．
3) 触診法で測定した収縮期血圧の値に30 mmHgを加えた値までカフを加圧します．
4) ネジ式バルブを少しずつ開放しながらカフの空気を抜くことで圧を2〜4 mmHg/秒ずつ低下させます．
5) 圧が高いときは血流が遮断されて音を聴取できませんが，圧がある値より低下すると狭い動脈を血液が通過するときの音が聴取されます（コロトコフ音）．この音が聴取されはじめたときの数値を収縮期血圧とします．
6) さらに減圧してコロトコフ音が消失する数値を拡張期血圧とします．

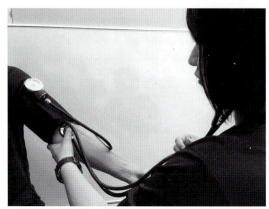

図4 アネロイド血圧計による血圧測定

5 呼 吸

● 呼吸の評価

　正常値の目安は成人で12〜19回/分，小児で20〜30回/分とされています．目安としては，傷病者がスムーズに文章単位で会話できるならば20回/分未満，息切れで会話中に文章が途切れる場合は30回/分以上となります．

● 呼吸数の測定

　呼吸数の測定を実施すると傷病者に伝えることで呼吸数に変化がでないように，血圧測定に続き実施するようにしましょう．胸郭や腹部の動きを15秒測定して4倍，もしくは30秒測定して2倍にします．トリアージ時に目安となる異常呼吸の特徴を表2にまとめました．

表2 呼吸の異常

異常の種類	呼吸の様式	呼吸の状態の観察	原因・疾患の予測
呼吸数の異常	頻呼吸	25回/分以上の呼吸数	CO_2蓄積，肺炎，心不全，気管支喘息
	徐呼吸	12回/分以下の呼吸数	麻酔薬・睡眠薬投与，頭蓋内圧亢進
呼吸の深さの異常	過呼吸	呼吸の深さが増加（1回換気量増加）	運動，興奮，高CO_2血症
	減呼吸（低呼吸）	呼吸の深さが減少（1回換気量低下）	呼吸筋力低下，胸郭可動障害
呼吸の深さと数の異常	多呼吸	呼吸数・深さともに増加	CO_2蓄積，胸水貯留，肺塞栓
	少呼吸	呼吸数・深さともに減少	死の直前
	浅速呼吸（死戦期呼吸）	吸息が早く，呼息がゆっくりとした呼吸	肺水腫，肺気腫，胸郭可動性の低下
	クスマウル呼吸	規則的なゆっくりとした深く大きな呼吸	重症糖尿病，代償性アシドーシス，CO_2蓄積
外観の変化を伴う呼吸法の異常	陥没呼吸	吸気時に胸郭がへこむ	COPD，気管支喘息
	口すぼめ呼吸	末梢気管支の狭窄により，口笛を吹くようにして少しずつ呼気	慢性肺気腫，気管支喘息
	起坐呼吸	仰臥位では肺血量が増加，肺うっ血，肺コンプライアンス減少，呼吸仕事量の増大→起坐位で軽減	心不全，気管支喘息，肺炎，気管支炎
呼吸リズムの異常	チェーン・ストークス呼吸	ごく浅い呼吸→深く早い呼吸→浅い呼吸→無呼吸（10～20秒程度）	脳血管障害，脳虚血，脳腫瘍，重症心不全
	失調性呼吸	呼吸数・深さともにまったく不規則	脳腫瘍・脳外傷，延髄・橋の障害

6 意識レベル

● 意識レベルの評価方法

代表的なものは，①グラスゴー・コーマ・スケール（Glasgow Coma Scale：GCS）（表3），②ジャパン・コーマ・スケール（Japan Coma Scale：JCS）（表4）があります．いずれも脳卒中や頭部外傷の救急性の評価に適しています．JCSは日本でよく用いられている意識レベル分類で，覚醒度により3段階に分かれており，それぞれ3段階あることから3-3-9度方式とも呼ばれます．

表3　Glasgow Coma Scale

E　開眼機能 （Eye opening）	4	自発的に開眼
	3	音声により開眼
	2	痛みや刺激により開眼
	1	開眼しない
V　言語機能 （Verbal response）	5	見当識あり
	4	会話混乱
	3	言語混乱
	2	理解不能の声を出す
	1	発語しない
M　運動機能 （Motor response）	6	命令に従う
	5	痛み刺激に対して手足で払いのける
	4	痛み刺激に対して四肢を引っ込める
	3	痛み刺激に対して緩徐な屈曲運動
	2	痛み刺激に対して緩徐な伸展運動
	1	まったく動かない

「E　点，V　点，M　点，合計　点」と記述する．正常は15点満点．最低点の深昏睡は3点．点数が低いほど重症になる．

1 救急対応に必要なバイタルサイン

表4 Japan Coma Scale

大分類	小分類	
I 覚醒している （一桁の点数で表現）	0	意識清明
	1 （I-1）	大体意識清明であるが，いまひとつはっきりしない
	2 （I-2）	見当識障害がある（時間，場所，人物がわからない）
	3 （I-3）	自分の名前・生年月日がいえない
II 刺激に応じて一時的に覚醒する （二桁の点数で表現）	10 （II-1）	普通の呼びかけで容易に開眼する
	20 （II-2）	大声で呼びかけたり，身体を揺さぶると開眼する
	30 （II-3）	痛み刺激を加えつつ，呼びかけるとかろうじて開眼する
III 刺激しなくても覚醒しない （三桁の点数で表現）	100 （III-1）	痛み刺激に対して，払いのけるような動作をする
	200 （III-2）	痛み刺激に対して，手足を動かしたり顔をしかめる
	300 （III-3）	痛み刺激に対して，まったく反応しない

表現方法には，三桁の整数で表記するもの（300 など）と，大分類と小分類をつなげて表記するもの（III-3 など）がある．これらをあわせて表記するもの（JCS II-30 など）も広く使われている．

バイタルサインを他者に伝達するポイント

　傷病者から収集した情報を他者に的確に伝達するポイントは，思いつくまま一方的に話すのではなく，伝達内容を順序立てて明確にする必要があります．I-SBAR-C（表5）は，医療従事者のチーム医療の向上を目的として開発されました．この情報伝達技法を用いることで，傷病者の情報を順序立てて伝達することができます．

表5 I-SBAR-C

I	identify	患者さんと報告者の名前
S	situation	患者さんの状態
B	background	患者さんの経過
A	assessment	報告者の考え，評価
R	recommendation	報告者からの具体的な要望
C	confirm	復唱し確認

参考文献

1) 平出敦ほか（編）：薬剤師のための動ける！救急・災害ガイドブック―在宅から災害時まで，いざというときの適切な処方と役割―，羊土社，東京，2016

2 フレイル

① フレイルとは？

●「フレイル」という言葉と概念

「フレイル」の語源は，英語で「虚弱，老衰，脆弱」を意味する「frailty」です．海外の老年医学の分野で使われているfrailtyは「加齢により体がストレスに弱くなっている状態のこと」を指し，日本語訳の「虚弱」では「不可逆的に老い衰えた状態」という印象を与えるため，2014年5月に日本老年医学会はfrailtyの日本語訳をあえて「虚弱」という訳語を使わず，「フレイル」と提唱しました．そして，早期介入による回復の可能性など，医療・介護の各分野からの研究展開を期待して「フレイル」という言葉と概念の使用を呼びかけ，さまざまな検討がされるようになりました．

● なぜフレイルが注目されているか？

少子高齢化は世界的な課題ですが，日本でも超高齢社会に伴い，日常生活で介護が必要な，要介護状態の高齢者の急増が大きな問題となっています．

フレイルは，健康な状態と要介護状態との中間的状態と考えられています．高齢者の多くはフレイル状態を経て要介護状態に進みますが，フレイルには可逆性があると考えられているため，要介護状態になる前のフレイルの時期に介入すれば，元の健康に近い状態に戻る可能性があります（図1）．

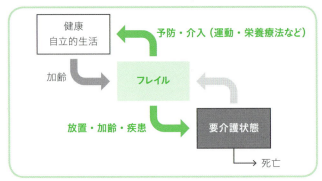

図1　フレイルの可逆性

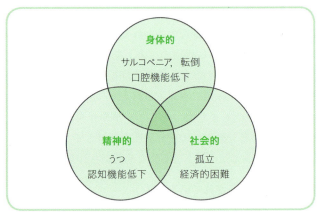

図2　フレイルの多面性

　また，フレイルには多面的な要素があり，加齢による生理的変化と機能障害といった身体的側面のみならず，うつや認知症などの精神的側面，孤立や経済的困窮など社会的側面も内包しているため，多方面・多職種での研究が期待されています（図2）．

　このため，医療・介護に携わるすべての専門職がフレイルの意味を理解し，スクリーニング法や介入法，予防の重要性を認識することにより，多方面からの支援が可能となり，高齢者のQOLの向上をはかることができると考えられます．薬剤師に対しては，高齢者のフレイルに薬が影響を与えていないか，また栄養状態に問題がないかなど，より大きな関心を持ち，積極的に介入していくことが期待されています．

● フレイルの評価法

Friedら[1]の定義によると，①体重減少，②疲労感，③筋力低下，④歩行速度低下，⑤身体活動性低下の5項目を評価し，1～2項目該当でプレフレイル，3項目以上該当でフレイルと判断されます（表1）.

表1 フレイルの評価

チェック項目	日常での気づきや目安
1) 体重減少	体重が1年間で4～5 kg（半年で2～3 kg）減った
2) 疲労感	以前より（ここ2週間）わけもなく疲れたような感じがする
3) 筋力低下	握力低下（男性<26 kg，女性<18 kg） 重いもの（2Lのペットボトル）が持てない
4) 歩行速度低下	歩行速度≦0.8 m/秒 青信号で横断歩道が渡りきれない
5) 身体活動性の低下	定期的な運動をしていない 最近外出しなくなった

上記5項目中3項目以上該当でフレイルの可能性，1～2項目該当でプレフレイルの可能性．

● フレイルとサルコペニア

フレイルの3要素（身体的，精神的，社会的フレイル）のうち，身体的フレイルの原因としてサルコペニアの関与が注目されています．

サルコペニアは，「筋肉減少」を意味する言葉として1980年代にRosenberg[2]が提唱した言葉です．その後，高齢者において，筋肉量の減少と同時に筋力低下があると，身体機能が低下し，転倒や入院・死亡などのリスクが高まることが明らかになりました．欧米での診断基準に続き，2014年にアジアワーキンググループで提唱された診断基準[3]は，図3のようになっています．すなわち，握力・歩行速度いずれかの低下があり，筋肉量の減少が認められる場合にサルコペニアと診断する，とされました．

高齢者においてサルコペニアを改善することが，身体的フレイルの悪循環（図4）（フレイルサイクル[1]）を断ち切ることにつながり，要介護状態や死亡などの転帰を予防できると考えられています．

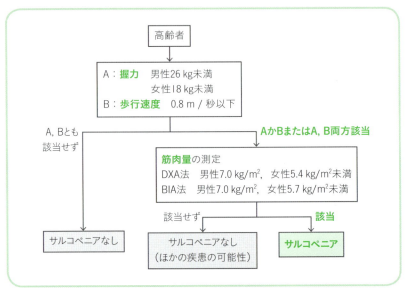

図3　サルコペニアの診断
DXA：二重エネルギーX線吸収測定法（医療機関で測定），BIA：生体電気インピーダンス法（簡易的な機器で測定可能）．

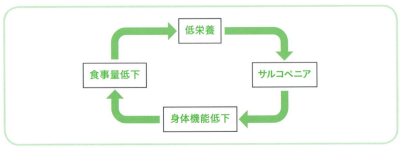

図4　身体的フレイルの悪循環

2　日本における介護保険とフレイルの関係

　日本では2006年より，要介護状態におちいる可能性の高い高齢者のスクリーニングツールとして，**表2**に示す「基本チェックリスト」[4]を用いた介護予防が行われています．

表2 基本チェックリスト

No.	質問項目	回答		備考(該当分野)
1)	バスや電車で1人で外出していますか	0.はい	1.いいえ	手段的ADL
2)	日用品の買い物をしていますか	0.はい	1.いいえ	
3)	預貯金の出し入れをしていますか	0.はい	1.いいえ	
4)	友人の家を訪ねていますか	0.はい	1.いいえ	社会的ADL
5)	家族や友人の相談に乗っていますか	0.はい	1.いいえ	
6)	階段を手すりや壁をつたわらずに昇っていますか	0.はい	1.いいえ	運動器・転倒
7)	椅子に座った状態から何も捕まらずに立ち上がっていますか	0.はい	1.いいえ	
8)	15分間位続けて歩いていますか	0.はい	1.いいえ	
9)	この1年間に転んだことがありますか	1.はい	0.いいえ	
10)	転倒に対する不安は大きいですか	1.はい	0.いいえ	
11)	6ヵ月間で2〜3kgの体重減少はありましたか	1.はい	0.いいえ	栄養状態
12)	身長（　cm）体重（　kg）からBMIが18.5未満（*）	1.はい	0.いいえ	
13)	半年前に比べて固いものが食べにくくなりましたか	1.はい	0.いいえ	口腔機能
14)	お茶や汁物などでむせることがありますか	1.はい	0.いいえ	
15)	口の渇きが気になりますか	1.はい	0.いいえ	
16)	週に1回以上は外出していますか	0.はい	1.いいえ	社会的ADL（閉じこもり）
17)	昨年と比べて外出の回数が減っていますか	1.はい	0.いいえ	

次頁に続く

No.	質問項目	回答		備考 (該当分野)
18)	周りの人から「いつも同じことを聞く」などのもの忘れがあるといわれますか	1.はい	0.いいえ	記憶・もの忘れ
19)	自分で電話番号を調べて，電話をかけることをしていますか	0.はい	1.いいえ	
20)	今日が何月何日かわからないときがありますか	1.はい	0.いいえ	
21)	（ここ2週間）毎日の生活に充実感がない	1.はい	0.いいえ	抑うつ気分
22)	（ここ2週間）これまで楽しんでやれていたことが楽しめなくなった	1.はい	0.いいえ	
23)	（ここ2週間）以前は楽にできていたことが今ではおっくうに感じる	1.はい	0.いいえ	
24)	（ここ2週間）自分が役に立つ人間だと思えない	1.はい	0.いいえ	
25)	（ここ2週間）わけもなく疲れたような感じがする	1.はい	0.いいえ	

ADL：activities of daily living，日常生活動作．
(＊) BMI＝体重（kg）÷身長（m）÷身長（m）
以下の場合，介護予防事業を利用できる可能性あり．
- 6)〜10)の合計が3点以上
- 11)〜12)の合計が2点
- 13)〜15)の合計が2点以上
- 1)〜20)の合計が10点以上

［厚生労働省：基本チェックリストの活用等について 2005 を参考に著者作成］

　この基本チェックリストは，25項目の質問からなり，手段的ADL（質問項目No.1〜3），社会的ADL（4, 5），運動器・転倒（6〜10），栄養状態（11, 12），口腔機能（13〜15），社会的ADL（閉じこもり）(16, 17)，記憶・もの忘れ（18〜20），抑うつ気分（21〜25）の各項目を含み，フレ

イルの身体的・精神的・社会的側面を含む優れたツールとして総合評価に使われています．

25項目のうち，7項目以上のチェックがつくと要介護と認定される可能性が高い，という報告があり[5]，それ以下でも各チェック項目に沿った支援が必要と考えられ，地域包括支援センターでの介護予防プログラムにつなげられています．

日本の介護保険制度のなかでは要支援と判定された高齢者はフレイルに相当すると考えられ，介護予防プログラムなどの介入により，より健常な状態，あるいは自立に近い状態に戻る可能性のある者もフレイルと考えられています．

薬局でも，この基本チェックリストの視点を意識することにより，あるいは患者さんに自己チェックをしてもらうことにより，フレイルを早期に発見し，フレイル介入や介護予防につなげることができると思われます．

3 フレイルの予防と介入

フレイルの予防には，とくに栄養療法と運動療法が有効であると考えられていますが，1）持病のコントロール，2）栄養療法，3）運動療法，4）清潔保持・感染症の予防，5）ポリファーマシーの是正など，多面的なアプローチが期待されています．（表3）

表3　フレイル予防のためのアプローチ

項目	具体的内容
1）持病のコントロール	・運動療法を行うための下地づくりとして慢性疾患を管理 ・持病の治療によりフレイル悪化を防ぐ
2）栄養療法	・ビタミンD補充とタンパク質の摂取，とくにロイシンなどの分岐鎖アミノ酸 ・口腔機能に問題があるなど，状況により栄養補助食品も考慮

次頁に続く

項目	具体的内容
3) 運動療法（栄養療法と併用）	● タンパク質を摂取して，筋力トレーニング（レジスタンス運動）を実施 例）つかまりながらのつま先立ち，スクワット，もも上げ運動など
4) 清潔保持・感染症の予防	● インフルエンザや肺炎球菌などの予防接種 ● 運動や栄養バランスを取り入れて，感染症に強い体づくり
5) ポリファーマシーの是正	● 薬物による有害事象（食欲低下，易疲労感など）の発見と排除 ● 複数科受診，多剤併用時による有害事象発生の予防

　薬剤師としては，『高齢者の安全な薬物療法ガイドライン2015』[6]などを積極的に活用し，薬による有害事象の発見やポリファーマシーの是正などに貢献が求められています．

　さらに医療職として求められるアプローチとしては，高齢者のサルコペニアやフレイルの疑いの患者さんを早期発見し，予防や改善に速やかに結びつけられるよう，日ごろから患者さんの情報を集め評価し，必要時には薬剤師自らが患者教育を行えるような知識と能力の備えと，管理栄養士や地域包括支援センターをはじめとする，ほかの医療・介護職種に結びつけるコミュニケーション能力の研鑽が求められています．そして今後フレイルの予防には，環境面，心理面でのサポートの重要性が増してくると予想されるため，薬局内にとどまらずに高齢者の地域での生活を意識しつつ，多職種で協力して高齢者を支えていくという視点が，ますます求められるようになります．

④ フレイルに関する相談先と研究活動

　フレイルの可能性のある患者さんを発見した場合の相談先は，主治医・歯科医（口腔機能に問題がある場合）や管理栄養士（医院・病院・保健所や保健センターの栄養指導教室）などの医療系のほか，暮らしぶりに問題がある場合は担当ケアマネージャーや地域包括支援センターへの相談が重要で，そこから介護予防教室や高齢者向け支援プログラムなどにつなげる

ことができます.

　また今後検討が重ねられていくと思われるフレイルの研究について関心を持ち，下記の学会などによる最新の報告や情報についても注目・参考にしていくことが，医療職として高齢者のフレイルの予防の一翼を担うことにつながると考えられます.

- 日本老年医学会：[http://www.jpn-geriat-soc.or.jp/]（2018-2-22参照）
- 日本老年薬学会：[http://www.jsgp.or.jp/]（2018-2-22参照）
- 国立長寿医療研究センター：[http://www.ncgg.go.jp/]（2018-2-22参照）
- 日本サルコペニア・フレイル学会：[http://jssf.umin.jp/link.html]（2018-2-22参照）

引用文献

1) Fried LP et al：Frailty in older adults：evidence for a phenotype. J Gerontol Med Sci **56**：146-156, 2001
2) Rosenberg IH：Sarcopenia：origins and clinical relevance. J Nutr **127**：990S-991S, 1997
3) Chen LK et al：Sarcopenia in Asian：consensus report of the Asian working group for sarcopenia. J Ame Med Dir Assoc **15**：95-101, 2014
4) 厚生労働省老健局老人保健課：基本チェックリストの活用等について，2005
5) 荒井秀典：フレイルの意義. 日老医誌 **51**：497-501, 2014
6) 日本老年医学会（編）：高齢者の安全な薬物療法ガイドライン2015，メジカルビュー社，東京，2015

3 そらの薬局OTC医薬品品揃えチェックリスト

薬効群	品揃え製剤区分	そらの薬局該当品
1 かぜ薬（内用）	解熱鎮痛成分がイブプロフェン製剤	パブロンエースPro錠
		パブロンエースPro微粒
		エスタックイブファインEX
		コルゲンコーワIB錠TXα
	解熱鎮痛成分がアセトアミノフェン製剤	パブロンSゴールドW錠
		パブロンSゴールドW微粒
		パブロンゴールドA〈錠〉
		パブロンゴールドA〈微粒〉
		新ルルAゴールドDX
		新ルル–A錠s
	のどの症状への対処を強化した製剤	エスタックイブTT
		ルルアタックEX
		ストナアイビージェルS
		ベンザブロックLプラス
	鼻水の症状への対処を強化した製剤	ベンザブロックSプラス
		ストナジェルサイナス
		エスタックイブNT
		ルルアタックNX
	咳の症状への対処を強化した製剤	ストナプラスジェルS
	持続性（1日2回）製剤	プレコール持続性カプセル
		新コンタックかぜEX
		新コンタックかぜ総合
	抗ヒスタミン薬無配合製剤	改源
		改源錠
	小児向け製剤	新小児ジキニンシロップ
		ムヒのこどもかぜシロップ
		キッズバファリンかぜシロップ
	漢方薬	葛根湯
		麻黄湯
		カコナール
		カコナール2

3 そらの薬局 OTC 医薬品 品揃えチェックリスト

薬効群		品揃え製剤区分	そらの薬局該当品
2	解熱鎮痛薬	アルミノプロフェン	ルミフェン
		イブプロフェン単味製剤（1日量中0.6g以上含有するものに限る）	ナロンメディカル
		イブプロフェン単味製剤	リングルアイビー
			フェリア
		イブプロフェン配合製剤	イブA錠
			イブクイック頭痛薬
			ノーシンピュア
			ナロンエースT
			ナロンエースR
			バファリンプレミアム
			バファリンルナi
			エルペインコーワ
		ロキソプロフェンナトリウム水和物単味製剤	ロキソニンS
		ロキソプロフェンナトリウム水和物配合製剤	ロキソニンSプラス
			ロキソニンSプレミアム
			コルゲンコーワ鎮痛解熱LXα
		アスピリン単味製剤	バイエルアスピリン
		アセチルサリチル酸配合製剤	バファリンA
		アセトアミノフェン単味製剤	タイレノールA
		アセトアミノフェン配合製剤	ノーシン散剤
			新セデス錠
		イソプロピルアンチピリン配合製剤	セデス・ハイ
			セデス・ハイG
		小児向け製剤	小児用バファリンCⅡ
		漢方薬	芍薬甘草湯
			ゼリア「地竜エキス」顆粒
3	催眠鎮静薬	鎮静薬	イララック
			パンセダン
			アロパノール
		睡眠改善薬	ドリエル
			ドリエルEX
			グ・スリーP
			ネオデイ
4	眠気防止薬	カフェイン製剤	エスタロンモカ内服液
			エスタロンモカ錠
			カフェロップ
			トメルミン

薬効群	品揃え製剤区分	そらの薬局該当品
5 鎮暈薬（乗物酔防止薬，つわり用薬を含む）	成人向け製剤	トラベルミン
		センパアドリンク
		アネロン「ニスキャップ」
	小児向け製剤	トラベロップQQ
		トラベルミン・ジュニア
		センパアドリンクkids
6 小児鎮静薬（小児五疳薬など）	生薬成分	宇津救命丸
		樋屋奇応丸
7 その他の精神神経用薬	内服肩こり薬	ドキシン錠
	精神神経用薬	コリホグス
8 H$_2$ブロッカー	胃酸分泌抑制（ファモチジン単味製材）	ガスター10
9 制酸薬	制酸成分配合製剤	サクロン
		パンシロンAZ
10 健胃薬	健胃成分配合製剤	大正漢方胃腸薬
		新セルベール整胃〈錠〉
11 整腸薬	整腸薬	新ビオフェルミンS錠
		ガスピタンa
		パンラクミンプラス
	過敏性腸症候群（IBS）再発症状改善薬	セレキノンS
12 制酸・健胃・消化・整腸を2つ以上標榜するもの	複合胃腸薬	太田胃散
		太田胃散A〈錠剤〉
		キャベジンコーワα
		第一三共胃腸薬プラス錠剤
		パンシロン01プラス
13 胃腸鎮痛鎮痙薬	チキジウム臭化物	ストパン
	ブチルスコポラミン臭化物	ブスコパンA
	オキセサゼイン	サクロンQ
14 止瀉薬	抗コリン成分（ロペラミド塩酸塩）配合製剤	ピタリット
		トメダインコーワフィルム
	抗コリン成分（ロートエキス）配合製剤	ストッパ下痢止めEX
		ビオフェルミン止瀉薬
	抗コリン成分非配合製剤	正露丸
		セイロガン糖衣A
15 瀉下薬（下剤）	大腸刺激性成分配合製剤	大正漢方便秘薬
	直腸刺激性成分配合製剤	コーラック
	膨潤性下剤とセンナ配合製剤	サトラックス
	塩類下剤	酸化マグネシウムE便秘薬

3　そらの薬局 OTC 医薬品　品揃えチェックリスト

薬効群	品揃え製剤区分	そらの薬局該当品
16 浣腸剤	グリセリン製剤	イチジク浣腸
	坐剤	新レシカルボン坐剤S
17 強心薬（センソ含有製剤など）	生薬成分	救心
		樋屋六神丸
18 動脈硬化用薬（リノール酸，レシチン主薬製剤など）	高コレステロール改善薬	コレストン
		ラングロン
		ユンゲオール3
	中性脂肪値改善薬	エパデールT
19 その他の循環器・血液用薬	感覚器官用薬	ナリピタン
	鉄剤	エミネトン
		ファイチ
		マスチゲン錠
20 鎮咳去痰薬	テオフィリン配合製剤	ミルコデ錠A
		アネトンせき止め顆粒
	麻薬性鎮咳去痰薬配合製剤	パブロンSせき止め
		新エスエスブロン錠エース
		エスエスブロン錠
		アスクロン
		新トニン咳止め液
		アネトンせき止め液
		アネトンせき止め錠
	非麻薬性鎮咳去痰薬配合製剤	新コンタックせき止めダブル持続性
		プレコール持続性せき止めカプセル
	去痰薬が主体の製剤や漢方製剤	ストナ去たんカプセル
		クールワン去たんソフトカプセル
	漢方薬	麦門冬湯
		カンポアズマ
		龍角散
		龍角散ダイレクト
21 含嗽薬	殺菌消毒成分配合製剤	イソジンうがい薬
		明治うがい薬
	抗炎症成分配合製剤	パブロンうがい薬AZ
		ラリンゴール
22 内用痔疾用剤・外用痔疾用剤	内用薬	内服ボラギノールEP
	外用痔疾用剤　軟膏	プリザエース軟膏
		ボラギノールA軟膏
		ボラギノールM軟膏
	外用痔疾用剤　注入軟膏	プリザエース注入軟膏T
		ボラギノールA注入軟膏

薬効群	品揃え製剤区分	そらの薬局該当品
23 その他の泌尿生殖器官および肛門用薬	外用痔疾用剤　坐剤	プリザエース坐剤T
		ボラギノールA坐剤
		ボラギノールM坐剤
	膀胱炎治療薬	腎仙散
	頻尿治療薬　生薬製剤	ユリナールa
		ユリナールb
		ハルンケアゼリー
		ハルンケア内服液
	頻尿治療薬（フラボキサート塩酸塩配合製剤）	レディガードコーワ
	再発膣カンジダ治療薬（クロトリマゾール）	エンペシドL
	再発膣カンジダ治療薬（イソコナゾール硝酸塩）	メンソレータムフレディCC膣錠
		メンソレータムフレディCCクリーム
	再発膣カンジダ治療薬（ミコナゾール硝酸塩）	メディトリート
		メディトリートクリーム
24 ビタミン主薬製剤，ビタミンA主薬製剤，ビタミンD主薬製剤，ビタミンE主薬製剤，ビタミンB$_1$主薬製剤，ビタミンB$_2$主薬製剤，ビタミンB$_6$主薬製剤，ビタミンC主薬製剤，ビタミンAD主薬製剤，ビタミンB$_2$B$_6$主薬製剤，ビタミンEC主薬製剤，ビタミンB$_1$B$_6$B$_{12}$主薬製剤，ビタミン含有保健薬（ビタミン剤など），カルシウム主薬製剤，タンパク・アミノ酸主薬製剤	ビタミンE主薬製剤	ユベラックス
		ネーブルファイン
	ビタミンB$_1$主薬製剤	アリナミンA
		キューピーコーワiプラス
	ビタミンB$_2$主薬製剤	チョコラBBプラス
	ビタミンB$_{12}$主薬製剤	ユンケルBI2アクティブα
	ビタミンC主薬製剤	シナールEX顆粒
		ネオビタC錠「クニヒロ」
		ビタミンC「タケダ」
	ビタミンAD主薬製剤	チョコラAD
		カワイ肝油ドロップS
	ビタミンB$_2$B$_6$主薬製剤	トラフルBBチャージ
	ビタミンEC主薬製剤	ユンケルECプラス
		ユベラ-Cソフト
	ビタミンB$_1$B$_6$B$_{12}$主薬製剤	アリナミンEXプラス
		ユンケル1・6・12EX
		エスファイトゴールドDX
	ビタミン含有保健薬（ビタミン剤など）	キューピーコーワゴールドα
		キューピーコーワゴールドα-プラス
		ユンケル黄帝顆粒
		ビタミネンゴールド
		ポポンSプラス
		バンビタンハイ

3 そらの薬局 OTC 医薬品　品揃えチェックリスト

薬効群	品揃え製剤区分	そらの薬局該当品
	しみ，全身倦怠用薬	ハイチオールCプラス
		ハイチオールCホワイティア
		トランシーノホワイトC
	カルシウム主薬製剤	MCカルシウム
		新カルシチュウD₃
		ワダカルシューム錠
25 その他の滋養強壮保健薬	その他の滋養強壮薬	レバウルソ
		ヘパリーゼプラスⅡ
		アニマリンL錠
26 婦人薬	女性用保健薬	ラムールQ
		女性保健薬 命の母A
		女性薬 命の母ホワイト
		ルビーナ
		喜谷実母散
	月経前緊張改善薬 （チェストベリー乾燥エキス）	プレフェミン
27 その他の女性用薬	肝斑治療薬	トランシーノⅡ
	下肢のむくみ改善薬 （赤ブドウ葉乾燥エキス）	アンチスタックス
	妊娠検査薬	チェック ワン
28 抗ヒスタミン薬主薬製剤	クロルフェニラミンマレイン酸塩主薬製剤	アレルギール錠
	ジフェンヒドラミン塩酸塩主薬製剤	レスタミンコーワ糖衣錠
	アゼラスチン塩酸塩主薬製剤	ムヒAZ錠
29 その他のアレルギー用薬	生薬主体	小粒タウロミン
30 殺菌消毒薬（特殊絆創膏を含む）	外用殺菌消毒薬	オキシドール
		オロナインH軟膏
		キップパイロール-Hi
		メモA
		マキロンs
		マッキンZ
		明治きず薬
31 しもやけ・あかぎれ用薬	血行促進成分配合製剤	ヒビケア軟膏
		メンソレータムヒビプロα
	皮膚保護成分配合製剤	ムヒソフトGX
32 化膿性疾患用薬	抗生物質配合	テラマイシン軟膏a
		クロロマイセチン軟膏2％A
		ドルマイシン軟膏
	抗生物質，ステロイド配合	ドルマイコーチ軟膏

薬効群	品揃え製剤区分	そらの薬局該当品
33 鎮痛・鎮痒・収れん・消炎薬（パップ剤を含む）	湿布薬（インドメタシン配合）	バンテリンコーワパップS
	湿布薬（フェルビナク配合）	フェイタス5.0
		サロメチールFBパッチ35
	湿布薬（ジクロフェナクナトリウム配合）	ジクロテクトPROテープ
		ボルタレンEXテープ
	湿布薬（ロキソプロフェンナトリウム水和物配合）	ロキソニンSパップ
		ロキソニンSテープ
	湿布薬（その他）	のびのびサロンシップα
		パテックスうすぴたシップ
		サロンパス
		トクホン
	塗布薬（インドメタシン配合）	バンテリンコーワ液EX
		バンテリンコーワゲルEX
		バンテリンコーワクリームEX
	塗布薬（フェルビナク配合）	サロメチールFBローションα
		サロメチールFBゲルα
	塗布薬（ジクロフェナクナトリウム配合）	ジクロテクトPROローション
		ジクロテクトPROゲル
		ボルタレンEXローション
		ジクロテクトPROゲル
	塗布薬（ロキソプロフェンナトリウム水和物配合）	ロキソニンSゲル
	塗布薬（その他）	ニューアンメルツヨコヨコA
	外用湿疹，皮膚炎用薬（ステロイド配合）	フルコートF
		セロナ軟膏
		セロナクリーム
		プレバリンα軟膏
		プレバリンαクリーム
		アレルギールジェル
		アレルギールクリーム
		オイラックスA
		ベトネベートN軟膏AS
		ベトネベートクリームS
		クロマイ-P軟膏AS
		ムヒHD
	外用湿疹，皮膚炎用薬（ステロイド非配合）	トレンタムクリーム
		ラナケインS
		ユースキンあせもクリーム

3 そらの薬局 OTC 医薬品　品揃えチェックリスト

薬効群	品揃え製剤区分	そらの薬局該当品
	かゆみ，虫刺され用薬 （ステロイド配合）	ムヒアルファEX
		近江兄弟社メンタームペンソールSP
		ウナコーワエース
	かゆみ，虫刺され用薬 （ステロイド非配合）	ムヒS
		新ウナコーワクール
		キンカン
34 水虫・たむし用薬	ラノコナゾール配合製剤	ピロエース軟膏
	ミコナゾール硝酸塩配合製剤	ダマリンL液
	ブテナフィン塩酸塩配合製剤	ブテナロックＶα爽快パウダー
	テルビナフィン塩酸塩配合製剤	ダマリングランデX
		ラミシールAT
		メンソレータムエクシブW
35 皮膚軟化薬 　　（吸出しを含む）	うおの目，たこ	イボコロリ
		スピール膏
	尿素配合製剤	フェルゼアHA20クリーム
		ケラチナミンコーワ20％尿素配合クリーム
	ヘパリン類似物質配合製剤	ヘパソフトプラス
		アットノン
36 毛髪用薬 　　（発毛，養毛，ふけ，かゆみ止め用薬など）	ミノキシジル配合製剤	リアップX5プラスローション
		リアップ
		リアップジェット
		リアップリジェンヌ
	カルプロニウム塩化物水和物配合製剤	カロヤンS
37 その他の外皮用薬	絆創膏	サカムケア
		コロスキン
	口唇ヘルペス治療薬 （アシクロビル配合）	ヘルペシアクリーム
		アクチビア軟膏
	口唇ヘルペス治療薬 （ビダラビン配合）	アラセナS
	シラミ駆除用薬	スミスリンパウダー
	にきび用薬	メンソレータムアクネス25メディカルクリームc
		セナキュア
		クレアラシルニキビ治療薬クリーム
38 一般点眼薬，人工涙液，洗眼薬	一般点眼薬	スマイル40EX
		バイシン
		ロートジーb
		新V・ロート

239

薬効群	品揃え製剤区分	そらの薬局該当品
		サンテメディカル12
		サンテメディカルガード EX
		サンテ FX ネオ
		ソフトサンティアひとみストレッチ
		サンテドウプラス E アルファ
		サンテ40
	人工涙液	ソフトサンティア
	洗眼薬	アイボン d
		ロートフラッシュ
39 抗菌性点眼薬	抗菌薬配合	新サルファグリチルアイリス
		抗菌アイリス使い切り
		ロート抗菌目薬 i
40 アレルギー用点眼薬	クロモグリク酸ナトリウム配合製剤	エーゼットアルファ
		ロートアルガードクリアブロック Z
		マイティアアルピタット EX α
		エージーアイズレアルカット
	アシタノザラスト	アイフリーコーワ AL
	ケトチフェンフマル酸塩	ザジテン AL 点眼薬
	ペミロラストカリウム	ノアール P ガード
	トラニラスト	ロートアルガードプレテクト
41 鼻炎用内服薬，鼻炎用点鼻薬	鼻炎用内服薬（抗ヒスタミン薬，プソイドエフェドリン配合）	パブロン鼻炎カプセル S α
		パブロン鼻炎速溶錠
		新コンタック600プラス
	鼻炎用内服薬（抗ヒスタミン薬，プソイドエフェドリン非配合）	ストナリニ S
		コルゲンコーワ鼻炎フィルムクール
	鼻炎用内服薬（エピナスチン塩酸塩配合）	アレジオン20
	鼻炎用内服薬（エバスチン配合）	エバステル AL
	鼻炎用内服薬（フェキソフェナジン塩酸塩配合）	アレグラ FX
	鼻炎用内服薬（セチリジン塩酸塩配合）	ストナリニ Z
		コンタック鼻炎 Z
	鼻炎用内服薬（ロラタジン配合）	ワラリチン EX
	鼻炎用内服薬（漢方製剤）	小青竜湯
		葛根湯加川芎辛夷
	鼻炎用点鼻薬（ステロイド成分配合）	ナザール α AR
		エージーアレルカット EX
	鼻炎用点鼻薬（血管収縮成分配合）	ナシビン M スプレー

3 そらの薬局 OTC 医薬品 品揃えチェックリスト

薬効群	品揃え製剤区分	そらの薬局該当品
	鼻炎用点鼻薬（血管収縮成分，抗アレルギー成分配合）	エージーノーズアレルカット
	鼻炎用点鼻薬（抗アレルギー成分無配合　血管収縮成分配合）	ナザール「スプレー」
		パブロン点鼻
	鼻炎用点鼻薬（血管収縮成分無配合　抗アレルギー成分配合）	ザジテンAL鼻炎スプレーα
42 口腔咽頭薬（咳，たんを標榜しないトローチ剤を含む）	口腔内殺菌トローチ	パブロントローチAZ
		龍角散ダイレクトトローチ
	口腔内殺菌消毒薬（抗炎症成分主薬製剤）	ルルのどスプレー
		チョコラBB口内炎リペアショット
		浅田飴AZのどスプレーS
	口腔内殺菌消毒薬（殺菌成分主薬製剤）	イソジンのどフレッシュ
		のどぬ～るスプレー
43 口内炎用薬	内服口内炎用薬	ペラックT錠
		トラフル錠
		ハレナース
	口内炎用貼付剤	アフタッチA
		トラフルダイレクト
		口内炎パッチ大正A
	口内炎用軟膏（ステロイド配合）	ケナログA口腔用軟膏
		トラフル軟膏PROクイック
	口内炎用軟膏（ステロイド非配合）	サトウ口内軟膏
		トラフル軟膏
44 歯痛・歯槽膿漏薬	局所用歯痛薬	今治水
		デンタルクリーム
	歯槽膿漏薬	アセス
		デントヘルス
	むし歯予防薬（フッ化ナトリウム配合）	エフコート
45 禁煙補助剤	ニコチンガム	ニコレット
		ニコチネル
	ニコチンパッチ	シガノンCQ透明パッチ
		ニコチネルパッチ
46 漢方製剤，生薬製剤（ほかの薬効群に属さない製剤），生薬主薬製剤	生薬製剤	オリブ油
		ハッカ油
47 消毒薬	アルコール	エタノール
		消毒用エタノール
		無水エタノール

薬効群	品揃え製剤区分	そらの薬局該当品
48 殺虫剤	ゴキブリ，ハエなどの駆除	ワンショットプラス
		バルサン
		アースレッド
		バポナ殺虫プレート
	虫よけ	ムシペールα
		スキンベープミストSH

索引

●薬剤・成分索引●

＊薬剤の商品名をゴシック体，一般名を明朝体で示す．

和文

あ

浅田飴AZのどスプレーS ……………… 142
アスピリン ……………………………… 176
アセトアミノフェン …………………… 175
　──単味製剤 ………………………… 176
アリルイソプロピルアセチル尿素 …151, 177
アレグラ ………………………………… 190
アレグラFX ……………… 188, 189, 190, 191
アレルギー用点眼薬 …………………… 240
アレルギー用薬 …………………… 237, 240

い

胃薬 ……………………………………… 104
イソプロピルメチルフェノール ……… 163
イチジク浣腸 …………………………… 116
胃腸鎮痛鎮痙薬 ………………………… 234
一般点眼薬 ……………………………… 239
イブクイック頭痛薬 ……………… 151, 152
イブプロフェン ………………………… 176
　──製剤 ……………………… 150, 151

え

エルペインコーワ ………………… 150, 152

お

太田胃散 …………………………… 101, 102
オキセサゼイン ………………………… 102

か

外用痔疾用剤 …………………………… 235
ガスター10 ………………………… 104, 107
かぜ薬 …………………………………… 232
化膿性疾患用薬 ………………………… 237
カフェイン製剤 ………………………… 233
含嗽薬 …………………………………… 235
浣腸剤 ……………………………… 116, 235

き

強心薬 …………………………………… 235
禁煙補助剤 ……………………………… 241

く

グリセリン ……………………………… 116
　──製剤 ……………………………… 116
グリチルレチン酸 ……………………… 162
グルコサミン …………………………… 176
クロタミトン …………………………… 162
クロルフェニラミンマレイン酸塩 …… 162

け

血管収縮薬 ……………………………… 202
解熱鎮痛薬 ……………………………… 233
健胃薬 …………………………………… 234

こ

抗菌性点眼薬 …………………………… 240
口腔咽頭薬 ……………………………… 241
合成ケイ酸アルミニウム ……………… 101
口内炎用薬 ……………………………… 241
抗ヒスタミン薬主薬製剤 ……………… 237
コルゲンコーワ鎮痛解熱LXα …… 139, 141
コンドロイチン硫酸エステルナトリウム … 202

さ

催眠鎮静薬 ……………………………… 233
サクロンQ ………………………… 101, 102
坐剤 ……………………………………… 116
殺菌消毒薬 ……………………………… 237
殺虫剤 …………………………………… 242
サンテ40 …………………………… 204, 205
サンテドウプラスEアルファ … 201, 202, 203
サンテメディカル12 …………………… 202

し

止瀉薬 ……………………………… 127, 234
歯痛・歯槽膿漏薬 ……………………… 241
湿布薬 …………………………………… 238
しもやけ・あかぎれ用薬 ……………… 237
瀉下薬 …………………………………… 234
収れん薬 ………………………………… 238
消炎薬 …………………………………… 238
滋養強壮保健薬 ………………………… 237
消毒薬 …………………………………… 241
小児五疳薬 ……………………………… 234
小児鎮静薬 ……………………………… 234
生薬製剤 ………………………………… 241

243

シンバスタチン錠 …………………… 167
新レシカルボン坐剤 ………………… 116

す

睡眠改善薬 …………………………… 233
ステロイド点鼻薬 …………………… 190

せ

制酸薬 ………………………………… 234
精神神経用薬 ………………………… 234
整腸薬 ………………………………… 234
セレキノンS …………………… 127, 128
セレキノン錠 ………………………… 128

そ

ソフトサンティアひとみストレッチ …… 202

た

第1世代ヒスタミンH_1受容体拮抗薬 …… 190
第2世代ヒスタミンH_1受容体拮抗薬 …… 190
タイレノールA ………………… 176, 177
ダマリンL液 ……………… 159, 160, 164
たむし用薬 …………………………… 239
炭酸水素ナトリウム ………………… 101

ち

チキジウム …………………………… 101
鎮暈薬 ………………………………… 234
鎮咳去痰薬 …………………………… 235
鎮痛薬 …………………………… 155, 238
鎮痒薬 ………………………………… 238

つ

つわり用薬 …………………………… 234

て

点眼薬 …………………………… 239, 240
点鼻薬 …………………………… 190, 240

と

動脈硬化用薬 ………………………… 235
塗布薬 ………………………………… 238
トラネキサム酸 ………………… 139, 140

な

内用痔疾用剤 ………………………… 235
ナザールαAR …………… 189, 191, 191
ナロンメディカル ……………… 151, 152

ね

ネオスチグミンメチル硫酸塩 ……… 203
眠気防止薬 …………………………… 233

の

乗物酔防止薬 ………………………… 234

は

バイエルアスピリン ………………… 107
バファリン …………………………… 154
バファリンA ………………………… 154
バファリンプレミアム ……………… 154
バファリンルナi …………………… 154

ひ

鼻炎用点鼻薬 ………………………… 240
鼻炎用内服薬 ………………………… 240
ビオフェルミンS …………………… 130
ヒスタミンH_1受容体拮抗薬 …… 189, 190
ビタミンB_{12} ……………………… 201
ビタミンE …………………………… 202
ビタミン主薬製剤 …………………… 236
皮膚炎用薬 …………………………… 238
皮膚軟化薬 …………………………… 239
ピロエースZ軟膏 ……………… 163〜165

ふ

フェキソフェナジン塩酸塩 ………… 189
婦人薬 ………………………………… 237
ブチルスコポラミン臭化物 ………… 150
ブテナロックVα爽快パウダー …… 162
プレフェミン ………………………… 151

へ

ベクロメタゾンプロピオン酸エステル点鼻薬
………………………………………… 191
ペラックT錠 …………………… 140, 141

み

水虫用薬 ……………………………… 239

む

無水カフェイン ……………………… 177

め

メタケイ酸アルミン酸マグネシウム …… 177

も

毛髪用薬 ……………………………… 239

ろ

ロキソニンS ································· 176, 177
ロキソニンSプラス ························ 177
ロキソニンSプレミアム ·················· 177
ロキソプロフェンナトリウム水和物
　································· 140, 175
ロートエキス ······························· 101

ロペラミド ······························· 127

数字・欧文

5α還元酵素阻害薬 ························ 90
$α_1$受容体拮抗薬 ··························· 90
H_2ブロッカー ······················ 101, 234
NSAIDs ····································· 175

●解説索引●

和　文

あ
アネロイド血圧計 …………………………… 218
アムスラーチャート ………………………… 25
アルツハイマー型認知症 …………………… 3
　　──のチェック …………………………… 5

い
胃炎 …………………………………………… 99
胃潰瘍 ………………………………………… 99, 106
胃癌 …………………………………………… 99, 106, 120
息切れ ………………………………………… 41
意識レベル …………………………………… 220
胃食道逆流症 ………………………………… 99
一次性頭痛 …………………………………… 31
イレウス ……………………………………… 114
咽頭癌 ………………………………………… 138

う
うつ病 ………………………………………… 76
運転免許センター …………………………… 29

え
遠視 …………………………………………… 21

か
潰瘍性大腸炎 ………………………………… 126
化学物質アレルギー ………………………… 187
角質増殖型 …………………………………… 161
かすみ目 ……………………………………… 200, 204
過敏性腸症候群 ……………………………… 114, 126
花粉症 ………………………………………… 187, 193
加齢黄斑変性 ………………………………… 21
　　──テスト ……………………………… 25
間欠性跛行 …………………………………… 58
眼瞼けいれん ………………………………… 206
眼精疲労 ……………………………………… 199
乾癬 …………………………………………… 167
乾燥趾間型 …………………………………… 163
カンピロバクター …………………………… 133
簡略更年期指数（SMI） …………………… 68

き
気管支喘息 …………………………………… 43
器質性便秘 …………………………………… 113
喫煙 …………………………………………… 43
ぎっくり腰 …………………………………… 172
機能性便秘 …………………………………… 113
気分障害 ……………………………………… 76
偽膜性大腸炎 ………………………………… 132
逆流性食道炎 ………………………………… 99
嗅覚障害 ……………………………………… 195
急性下痢 ……………………………………… 131
急性喉頭蓋炎 ………………………………… 138, 143
急性嗄声 ……………………………………… 143
急性膵炎 ……………………………………… 132
急性腸炎 ……………………………………… 132
急性副鼻腔炎 ………………………………… 187
急性腰痛 ……………………………………… 173
急性緑内障発作 ……………………………… 32
禁煙外来 ……………………………………… 47
近視 …………………………………………… 21
緊張型頭痛 …………………………………… 32

く
くしゃみ ……………………………………… 185
口すぼめ呼吸 ………………………………… 43
屈折異常 ……………………………………… 21
くも膜下出血 ………………………………… 32
クローン病 …………………………………… 126
群発頭痛 ……………………………………… 32

け
経尿道的前立腺切除術（TURP） ………… 90
痙攣性便秘 …………………………………… 113
血圧 …………………………………………… 216
月経前症候群 ………………………………… 151, 153
血便 …………………………………………… 119
下痢 …………………………………………… 124, 131

こ
甲状腺機能亢進症 …………………………… 66
甲状腺機能低下症 …………………………… 4
喉頭蓋炎 ……………………………………… 138, 143
喉頭癌 ………………………………………… 138, 143, 144
更年期 ………………………………………… 66
更年期外来 …………………………………… 73
更年期障害 …………………………………… 66
　　──重症度指数 ………………………… 69
呼吸 …………………………………………… 218

国際前立腺症状スコア（IPSS） ……………… 91
骨腫瘍 …………………………………………… 181
コレラ …………………………………………… 133

さ

坐骨神経痛 ……………………………………… 57
嗄声 ……………………………………………… 143
サルコペニア …………………………………… 225
サルモネラ ……………………………………… 133

し

趾間型 …………………………………… 161, 163
弛緩性便秘 ……………………………………… 113
子宮筋腫 ………………………………………… 149
子宮腺筋症 ……………………………………… 149
子宮内膜症 ……………………………… 149, 155
自殺 ……………………………………………… 81
湿潤趾間型 ……………………………………… 163
習慣性便秘 ……………………………………… 113
重症貧血 …………………………………… 43, 65
修正MRC（m MRC）質問票 ………………… 44
十二指腸潰瘍 …………………………… 99, 106
障害者自立支援法 ……………………………… 27
小水疱型 ………………………………………… 161
食事性便秘 ……………………………………… 113
食中毒 …………………………………………… 132
食道炎 …………………………………………… 99
女性外来 ………………………………………… 73
心窩部痛 ………………………………………… 98
神経因性膀胱 …………………………………… 88
神経変性疾患 …………………………………… 13
進行性核上性麻痺 ……………………………… 13
尋常性乾癬 ……………………………………… 167
心不全 …………………………………………… 43

す

膵炎 ……………………………………… 106, 132
水痘ウイルス …………………………………… 52
髄膜炎 …………………………………………… 32
頭痛 ……………………………………… 31, 32, 35
頭痛ダイアリー ………………………………… 37
スパイロメトリー ……………………………… 45

せ

声帯ポリープ …………………………………… 143
生理痛 …………………………………………… 147
脊髄腫瘍 ………………………………………… 181
脊柱管狭窄症 …………………………… 57, 181
脊椎腫瘍 ………………………………………… 181
接触性皮膚炎 …………………………………… 51

前頭洞 …………………………………………… 195
前立腺特異抗原（PSA） ……………………… 89
前立腺肥大症 …………………………………… 87

そ

双極性障害 ……………………………………… 76
爪白癬 …………………………………………… 166

た

体重減少 ………………………………………… 106
帯状疱疹 ………………………………………… 51
苔癬 ……………………………………………… 166
大腿動脈 ………………………………………… 214
大腸炎 …………………………………………… 126
大腸癌 …………………………………… 120, 126
大腸憩室炎 ……………………………………… 120
大脳皮質基底核変性症 ………………………… 13
多系統萎縮症 …………………………………… 13
単純疱疹 ………………………………………… 51

ち

虫刺性皮膚炎 …………………………………… 51
腸炎 ……………………………………………… 132
腸炎ビブリオ …………………………………… 133
調節障害 ………………………………………… 200
腸閉塞 …………………………………………… 114
直腸性便秘 ……………………………………… 113

つ

椎間板ヘルニア ………………………………… 57
疲れ目 …………………………………… 199, 204
爪カンジダ症 …………………………………… 166

て

低酸素血症 ……………………………………… 65
転移性骨腫瘍 …………………………………… 181

と

動悸 ……………………………………………… 65
橈骨動脈 ………………………………………… 214
糖尿病性神経障害 ……………………………… 57
糖尿病性網膜症 ………………………… 22, 200
時計描画試験（時計描画テスト） …………… 5
ドライアイ ……………………………………… 206
鳥サルモネラ菌 ………………………………… 133

な

難病指定医 ……………………………………… 16

247

に

- 二次性頭痛 32, 35
- 尿管結石 174
- 尿失禁 89
- 認知症 3, 4, 13
- 認知症アウトリーチ（訪問支援）チーム 9
- 認知症支援コーディネーター 10
- 認知症疾患医療センター 9
- 認知症初期症状11質問票 5

の

- 脳炎 32
- 脳血管性認知症 4
- 脳梗塞 32
- 脳出血 32
- 脳腫瘍 13, 22
- ノロウイルス 133

は

- 肺癌 43
- 肺感染症 43
- バイタルサイン 212
- パーキンソン病 12
- 白癬菌 160
- 白内障 21, 200, 206, 207
- 鼻水 185
- 馬尾症候群 174

ひ

- ビア樽状の胸郭 43
- 非特異的急性腰痛 174
- 非特異的慢性腰痛 181
- 皮膚炎 51
- 病原性大腸菌 133
- 貧血 43, 65

ふ

- 副鼻腔炎 187, 194
- 不整脈 66
- フットケア外来 61
- ぶどう膜炎 206
- 不眠 75
- フレイル 223

へ

- 閉経 67
- 片頭痛 31
- ——スクリーナー 33
- 扁桃周囲膿瘍 138
- 便秘 111, 113
- ——スコアリングシステム 114
- 扁平苔癬 166

ほ

- 膀胱炎 88
- 膀胱結石 88
- 疱疹 51
- 発疹 50
- ポリファーマシー 229
- ホルミウムレーザー前立腺核出術（HoLEP） 90

ま

- 慢性下肢動脈閉塞症 57, 59
- 慢性下痢 125
- 慢性嗄声 143
- 慢性膵炎 106
- 慢性閉塞性肺疾患（COPD） 44
- 慢性腰痛 180, 181

み

- 水疱瘡 53
- 水虫 159
- みぞおちの痛み 98
- 脈拍 215

め

- 目の電話相談 27
- めまい 13

も

- 網膜色素変性症 22
- もの忘れ 3

や

- 山口キツネ・ハト模倣テスト 5

よ

- 腰椎圧迫骨折 174
- 腰椎椎間板ヘルニア 174, 181
- 腰痛 173, 174, 180, 181
- 腰部脊柱管狭窄症 181

ら

- 乱視 22

り

- 緑内障 21, 32, 200

れ

裂肛 …………………………………………… 120
レビー小体型認知症 ………………………… 4, 13

ろ

老人性うつ …………………………………………… 4
ロタウイルス ……………………………………… 133

数字・欧文

5α還元酵素阻害薬 ………………………………… 90

a

α₁受容体拮抗薬 …………………………………… 90
ABCDアプローチ ……………………………… 212

c

chronic obstructive pulmonary disease
　（COPD）………………………………………… 44
COPD集団スクリーニング質問票
　（COPD-PSTM）………………………………… 44

g

Glasgow Coma Scale（GCS）………………… 220

h

headache impact test（HIT-6）……………… 32
holmium lasor enucleation of the prostate
　（HoLEP）………………………………………… 90

I

International Primary Care Airways Group
　（IPAG）質問票 ………………………………… 44
international prostatesym ptomscore
　（IPSS）…………………………………………… 91
I-SBAR-C ……………………………………… 221

j

Japan Coma Scale（JCS）…………………… 220

p

premenstrual syndrome（PMS）………… 151
prostatespecificantigen（PSA）……………… 89

s

simplifier menopausal index（SMI）……… 68

t

transurethral resection of the prostate
　（TURP）………………………………………… 90

ここが知りたかった 薬局で気づく疾患シグナル―見分け方とつなぎ方

2018年3月31日　発行

監修者　石橋幸滋
編集者　坂口眞弓
発行者　小立鉦彦
発行所　株式会社　南江堂
　　　〒113-8410　東京都文京区本郷三丁目42番6号
　　　☎(出版)03-3811-7236　(営業)03-3811-7239
　　　ホームページ http://www.nankodo.co.jp/
　　　　　　　　　　　印刷・製本 公和図書
　　　　　　　　　　　　　　装丁 渡邊真介

Choice & Recommendation of Disease Signal Noticed by Pharmacy-How to Find Out & Connect.
© Nankodo Co., Ltd., 2018

定価は表紙に表示してあります．
落丁・乱丁の場合はお取り替えいたします．
ご意見・お問い合わせはホームページまでお寄せください．

Printed and Bound in Japan
ISBN978-4-524-25195-7

本書の無断複写を禁じます．
JCOPY〈(社)出版者著作権管理機構　委託出版物〉
本書の無断複写は，著作権法上での例外を除き，禁じられています．複写される場合は，そのつど事前に，(社)出版者著作権管理機構(TEL 03-3513-6969，FAX 03-3513-6979，e-mail: info@jcopy.or.jp)の許諾を得てください．

本書をスキャン，デジタルデータ化するなどの複製を無許諾で行う行為は，著作権法上での限られた例外(「私的使用のための複製」など)を除き禁じられています．大学，病院，企業などにおいて，内部的に業務上使用する目的で上記の行為を行うことは私的使用には該当せず違法です．また私的使用のためであっても，代行業者等の第三者に依頼して上記の行為を行うことは違法です．